Knaur

Marion Jetter

Diät Coach

Intelligent abnehmen für Individualisten

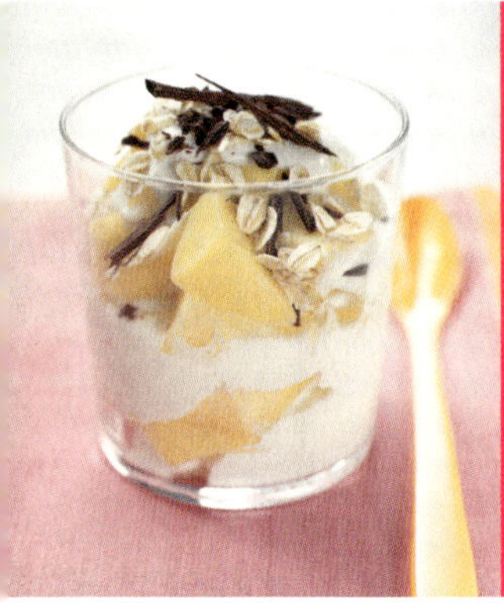

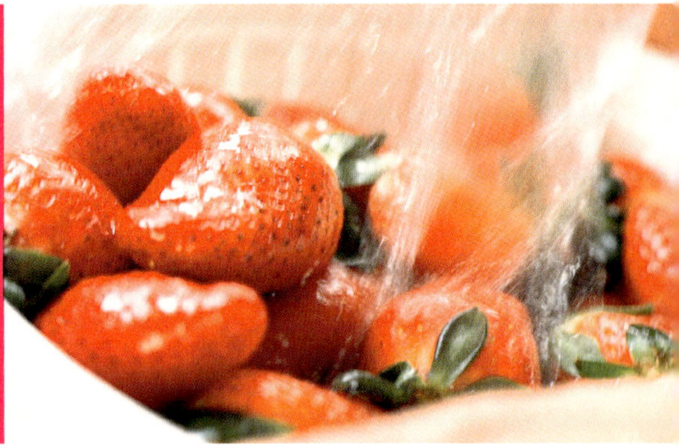

Knaur

Marion Jetter

Diät Coach

Intelligent abnehmen für Individualisten

- **Mix it: Fatburning** sanft und turbo
- **Extra:** Körpereigene **Glücksgefühle** wecken mit dem **Gute-Laune-(Fitness-)Plan**

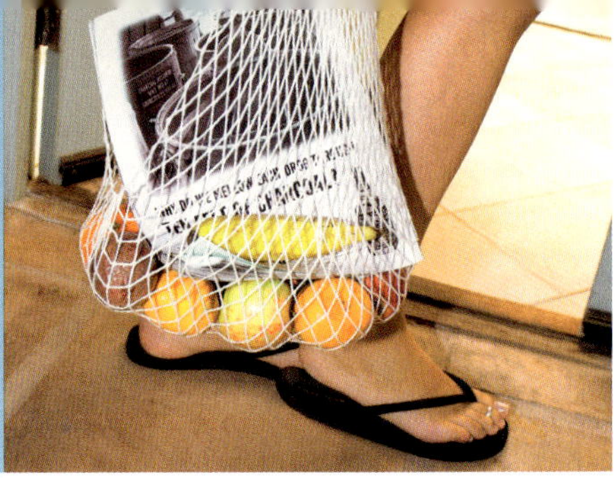

Inhalt

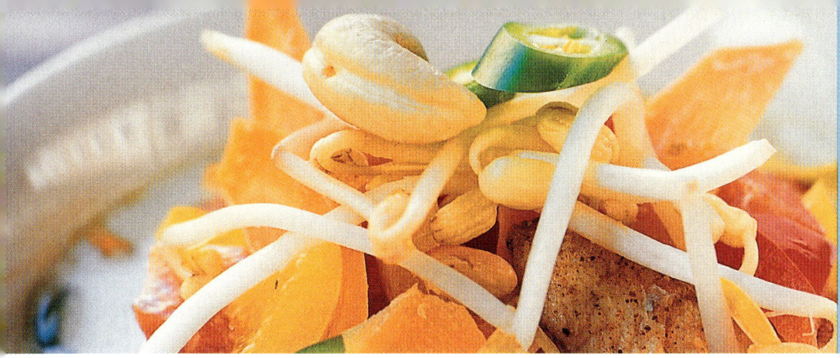

Inhalt

Vorwort

Ein Wort zuvor

Natürlich wissen wir alle, wie man abnimmt: Viel Obst und Gemüse essen, auf Fett verzichten und weniger Kalorien aufnehmen, als der Körper verbraucht. In Tabellen finden wir genau aufgeführt, welche Nährstoffe wir brauchen, von welchen Lebensmitteln wir mehr und von welchen wir weniger essen sollten. Bleibt nur die Frage: Warum schaffen es die Wenigsten von uns, langfristig eine gesunde Ernährungsform durchzuhalten? Ganz einfach: Essen ist nicht nur Brennstoff, der den Organismus mit Energie versorgt, sondern vor allem Gefühlssache. Wir essen aus Lust, aus Frust, aus Langeweile, zur Belohnung und zum Trost. Und vor allem, weil überall in unserer Umgebung unwiderstehliche Versuchungen lauern. Auch mir als Ökotrophologin geht es da nicht anders, auch mich überfällt in stressigen Situationen die Schokoladengier und abends vor dem Fernseher die Lust auf Ungesundes, und das, obwohl ich es ja eigentlich besser wissen müsste.

Meine Erfahrung als Ernährungsberaterin hat mir gezeigt, dass Empfehlungen und Vorschriften nur dann funktionieren, wenn sie klar verständlich, logisch, dauerhaft und individuell umzusetzen sind. Und das Wichtigste: Die Person, die sich daran halten soll, muss sich aus eigener Überzeugung daran halten und sie intelligent kombinieren können. Nur dann klappt's mit dem Abnehmen, denn das ist vor allem Kopf- und Glückssache. Was sich dort oben im Gehirn abspielt, ist das Entscheidende. Denn die Pfunde für immer zu verlieren ist nur eine Frage der Motivation, der Einstellung und Glücksgefühle.

Aus diesem Grund habe ich diesen Diät Coach entwickelt, der Ihnen Schritt für Schritt genau erklärt, worauf es beim Abnehmen wirklich ankommt, Ihnen im Alltag ein wichtiger Begleiter ist, der Sie unterstützt und immer wieder motiviert. Ein praktisches Tagebuch, das genug Platz lässt, um Ihre ganz persönlichen Gedanken, Ängste und Erwartungen aufzuschreiben, Fortschritte zu dokumentieren, und Ihnen dabei hilft, Ihre individuellen

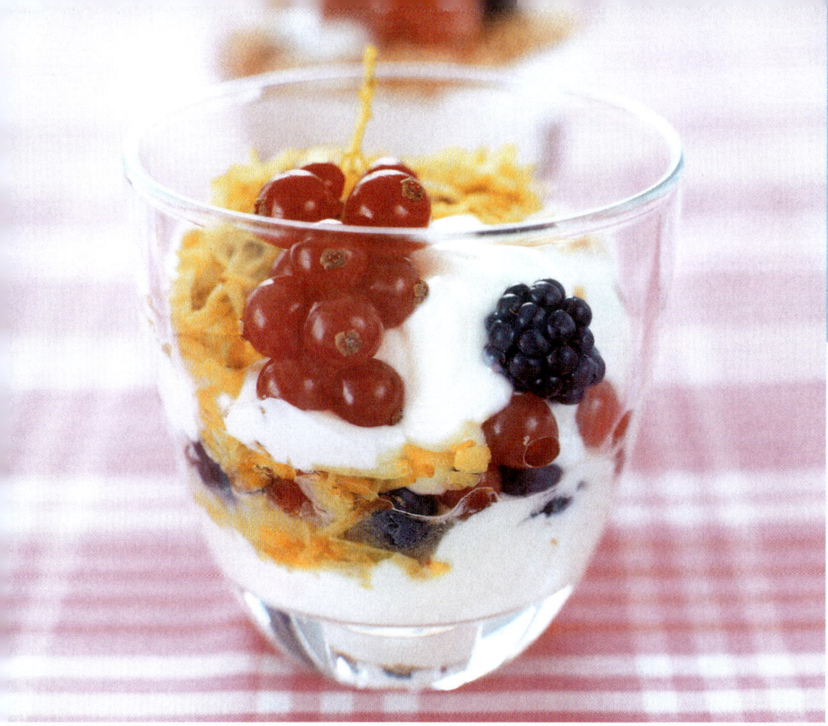

Vorwort

Ernährungsfehler zu entlarven und zu entdecken, wie Sie Ihre eigenen Glücksgefühle wecken. Erst wenn Sie alle zehn wichtigen Strategien verinnerlicht haben, geht's an die Praxis: Vier Wochen lang ernähren Sie sich nach einem vorgegebenen Essplan, zählen Zuckerteufel (schlechte Kohlenhydrate) und Fettpunkte, denn – wie neue Forschungsergebnisse beweisen – macht nur die Kombination aus fettarmer Kost und guten Kohlenhydraten schlank.

Keine Angst, Sie müssen nicht hungern oder fasten. Das Prinzip ist bestechend einfach und so flexibel gestaltet, dass Sie Punkte sammeln, austauschen und kleine Sünden durch Sport und Bewegung oder ein gewisses Maß an Entspannung einfach wieder ausbügeln können. Alles Dinge, die Glücksgefühle wecken und Ihren Körper langsam, aber dauerhaft in Richtung Idealgewicht lenken. Denn das Wort »Diät« kommt aus dem Griechischen und heißt »Lebensweise«, und das Leben an sich sollte schließlich nicht von Verzicht oder Kasteiung geprägt sein. Je nach Ausgangsgewicht verlieren Sie Woche für Woche etwa ein bis zwei Kilo, bis Sie bei Ihrem persönlichen Wohlfühlgewicht angekommen sind, welches Sie dann – dank der neuen Ernährungsweise – auch nach den vier Wochen beibehalten.

Ich wünsche Ihnen ganz viel Erfolg und Spaß dabei

Ihre Marion Jetter

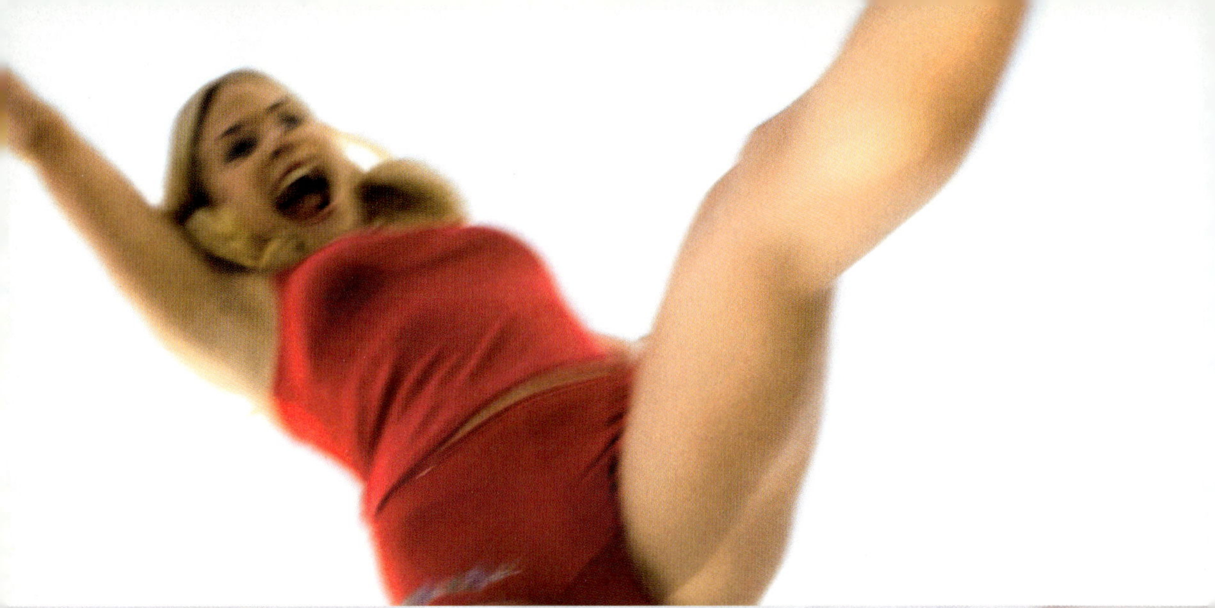

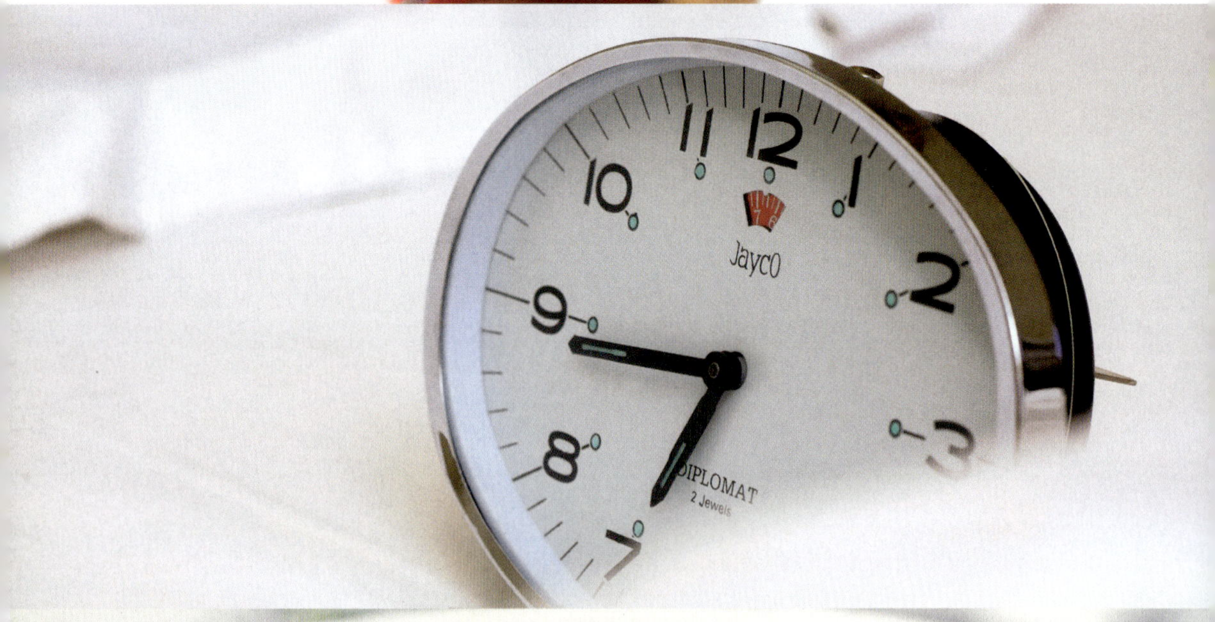
Jayco
DIPLOMAT
2 Jewels

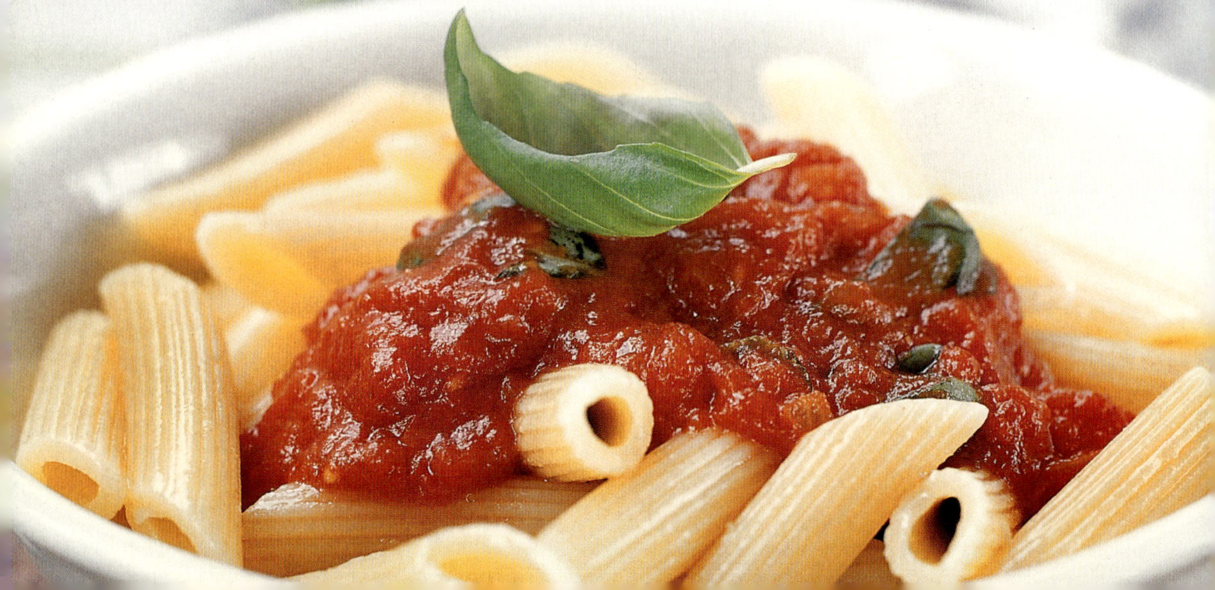

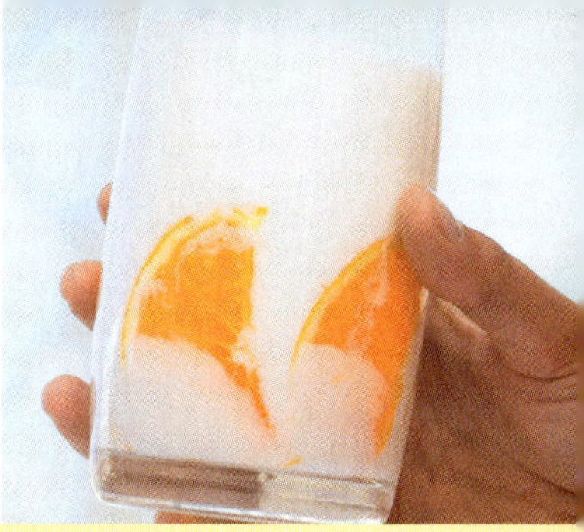

So geht's

So finde ich den richtigen Einstieg

Lernen Sie sich kennen: Bevor es losgeht, ist es wichtig herauszufinden, warum Sie wirklich abnehmen möchten, konkrete Ziele zu formulieren und Ihre Essgewohnheiten genau zu analysieren.

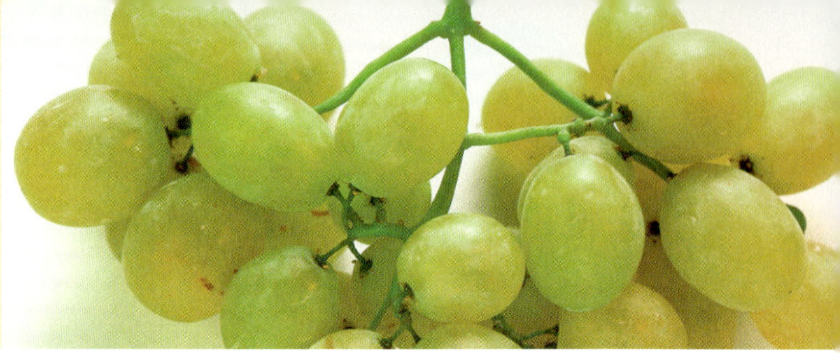

Die Sache mit dem Jo-Jo-Effekt

Irgendwann kommt der Zeitpunkt, an dem man sich über das eigene Gewicht ärgert, es nicht mehr länger tolerieren kann und will. Das kann im grellen Licht der Umkleidekabine sein, die ungnädig alle Sünden der Vergangenheit zeigt (Sie wissen sicher, welche Situation ich meine ...), oder im Frühling, wenn der Rock vom letzten Jahr nicht mehr passt, oder spätestens dann, wenn Sie eine Freundin, die Sie schon lange nicht mehr gesehen haben, mit den Worten begrüßt: »Sag mal, kann es sein, dass du etwas zugenommen hast?«
Gründe für eine Diät gibt es genügend. Wichtig ist uns dann vor allem eins: Die Diät soll – wenn wir uns schon einmal dazu durchgerungen haben – die Fettpölsterchen an Bauch und Hüften auch schnellstmöglich in Luft auflösen. Und das am besten ganz ohne große Mühe, ohne Verzicht auf Leckeres!
Ganz so einfach ist das leider nicht! Doch genau an diesem Punkt, setzen Frauenzeitschriften oder Diätratgeber an: Sie locken mit Versprechen wie »in sechs Wochen zur Bikinifigur« oder »in zehn Tagen fünf Kilo leichter«. Versprechen, die gar nicht funktionieren können. Denn durch solche Crash-Diäten, also extreme Hungerkuren, wird der Stoffwechsel heruntergeschraubt und läuft nur noch mit halber Kraft. Was passiert? Der Körper startet sein Notprogramm, bedient sich an seiner eigenen Substanz, Muskelmasse schwindet, und der Kalorienverbrauch sinkt. Die Folge: Der Körper kommt mit immer weniger Nahrung aus. Wer dann aber, nach der Diät, wieder normal isst, nimmt – dank Jo-Jo-Effekt – rasant wieder zu. Denn der Körper will sich schließlich einen Vorrat für eventuell wiederkehrende Hungersnöte (Diäten) anlegen. Er nutzt jede Kalorie effektiver, quält uns mit Heißhunger und lagert das Fett auf den Hüften.

Neulich im Buchladen ...

Es ist schon unglaublich, wie viele Diätbücher es gibt! Von Atkins bis Low Carb, von Trennkost über Ayurveda-Diät, ja sogar mit Hilfe der Blutgruppen oder Mondphasen soll es möglich sein, den Körper auf das Normalgewicht zu programmieren.

Tipp

So umgehen Sie die Jo-Jo-Falle:
Versuchen Sie lieber, langsam abzunehmen und reduzieren Sie die Kalorienzahl keinesfalls auf weniger als 1200 Kalorien pro Tag. Und: Bringen Sie mit Bewegung Ihren Grundumsatz auf Trab. Ist er einmal angekurbelt, bleibt er auf höherem Niveau, und es wird rund zehn Prozent mehr Energie verbraucht.

Doch woran erkennt man eigentlich ein gutes Diätbuch? Wer sagt Ihnen, ob das jeweilige Abnehmprogramm tatsächlich die versprochene Wirkung zeigt, und wenn ja, ob der Erfolg auch lange anhält? Mal wird das Meiden von Brot, Nudeln und Süßem empfohlen, mal ist es die strikte Trennung von Eiweiß und Kohlenhydraten, mal die Kohlsuppe und mal Berge von Ananas, die zur Abnahme verhelfen sollen. Wer da zwischen Fakten und Halbwahrheiten schlank bleiben will, verliert irgendwann den Überblick und viel schlimmer noch: den Spaß am Essen.

Zurück zu den Basics

Seit September 2004 haben Wissenschaftler im Auftrag des amerikanischen Gesundheits- und Landwirtschaftsministeriums (USDA) geforscht und gegrübelt, die alten Ernährungsempfehlungen grundlegend überdacht, neueste Forschungsergebnisse berücksichtigt, ausgiebig diskutiert, um Anfang 2005 eine neue Ernährungspyramide zu veröffentlichen. Diese »Dietary Guidelines for Americans 2005« bestätigen nun: Die ausgewogene Kost, die alteingesessene Expertengremien, wie die der Deutschen Gesellschaft für Ernährung (DGE), jahrelang predigten – und sich dabei weder vom Low-Carb-Pionier Dr. Robert Atkins noch Prof. Arthur Agasthon (South Beach Diät) von ihrem Kurs abbringen ließen –, ist die einzige Möglichkeit dauerhaft abzunehmen.

Denn kohlenhydratarme »Low-Carb-Diäten« eignen sich nur zur kurzfristigen Gewichtsreduktion. Es gibt keinerlei Studien, die beweisen, dass durch den Verzicht auf Brot, Pasta und Kartoffeln eine erfolgreiche Stabilisierung des Gewichts über Jahre ermöglicht werden kann. So geht der Low-Carb-Trend in Amerika seit April 2004 sogar wieder deutlich zurück. Das liegt wahrscheinlich daran, dass diese Diätform zu eintönig und deshalb auf Dauer gar nicht durchzuhalten ist. Und so gelten nach wie vor die aktuellen Empfehlungen der DGE, maximal 30 Prozent der benötigten Energie aus Fett, gut 50 Prozent aus Kohlenhydraten und etwa 15 bis 20 Prozent in Form von Eiweiß aufzunehmen.

Tipp

Die intelligente Diät

Eine Diät funktioniert also nur dann, wenn sie individuell ist. Man muss sich selbst kennen lernen und kann nicht einem Weg folgen, der für alle Leser gilt!

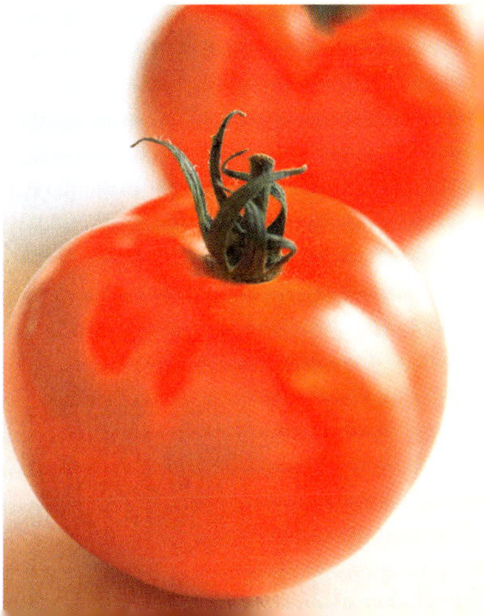

Das neue (alte) Abnehm-Konzept aus den USA

Neben Obst und Gemüse, als besonders günstigen Kohlenhydratquellen, werden in den neuen Richtlinien stärker als in der letzten Version Vollkornprodukte – mit einem niedrigen glykämischen Index (kurz: GI oder Glyx) – empfohlen. Es kommt also nicht nur darauf an, Fett zu reduzieren, sondern auch darauf, die einfachen Kohlenhydrate – also zuckerreiche Lebensmittel mit einem hohen glykämischen Index – in Maßen zu verzehren. Nur so kann das Gewicht langfristig reduziert und auch gehalten werden.

Zum ersten Mal werden mit diesen neuen Ernährungsrichtlinien jetzt auch konkrete Angaben zur Energiezufuhr gemacht. Bei moderater körperlicher Aktivität (etwa 30 Minuten pro Tag) werden 2000 Kalorien für Frauen zwischen 31 und 50 Jahren, 2500 bis 2600 Kalorien für Männer in dieser Altersgruppe angegeben. Einzelheiten sind nachzulesen unter der Internetadresse www.healthierus.gov/dietaryguidelines/.

In 10 Schritten zum individuellen Erfolg

Egal, ob Sie sich bisher zu fett, zu einseitig, nach Atkins oder der Hay'schen Trennkost ernährt haben: Das Wichtigste bei einer Ernährungsumstellung ist, dauerhaft dabeizubleiben. Damit Sie es dieses Mal schaffen, haben Sie diesen Diät Coach, der Sie unterstützt und Ihnen Schritt für Schritt erklärt, worauf es beim Abnehmen wirklich ankommt. Der Ihnen hilft, Ihre persönlichen Gewohnheiten genau unter die Lupe zu nehmen, falls nötig, etwas zu ändern und Dickmacher von Schlankmachern zu unterscheiden.

Die einzelnen Schritte können Sie übrigens alleine oder zu zweit, schnell oder langsam erlernen. Ganz wie Sie möchten. Wenn Sie sich an das vorgegebene 10-Schritte-Programm halten, werden Sie intelligent abnehmen und nie mehr eine Diät machen müssen. Denn es geht letztendlich nur um eines: sich kennenzulernen und die ideale Ernährungsform zu finden.

Tipp

Jeder is(s)t anders!

Es gibt sicher Menschen, die mit Hilfe der Ananas-Diät wunderbar abnehmen, andere hingegen erreichen ihr Idealgewicht mit der Trennkost. Es gibt sie nicht, die Einheitsdiät, die für alle passt. Und deshalb ist es wichtig, dass Sie Ihren individuellen Weg finden. Ein Programm, das genau auf Sie und Ihren Körper zugeschnitten ist.

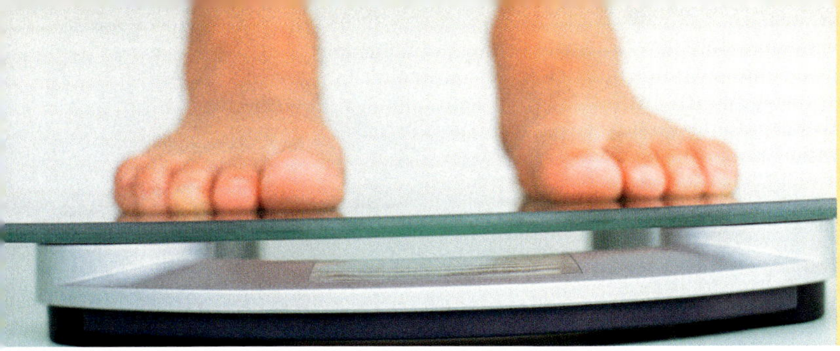

Entdecken Sie sich selbst

Abnehmen mit Erfolg funktioniert also nur, wenn Sie sich von alten Gewohnheiten verabschieden (welche das sind, erfahren Sie in den folgenden Kapiteln). Einen starren Diätplan, spezielle Lebensmittel, teure Schlankheitsprodukte oder strenge Regeln brauchen Sie nicht. Sie selbst entscheiden, was und wie viel Sie essen und trinken, und lernen so, bewusst zu leben und ganz ohne schlechtes Gewissen zu genießen. Bewegung und Entspannung helfen Ihnen dabei, abzuschalten, sich rundum wohler und fitter zu fühlen und Ihre körpereigenen Glücksgefühle zu wecken.

Erfolge feiern

Setzen Sie sich kleine Ziele, die Sie auch erreichen können. Nur wenn Sie das Gewicht langsam reduzieren, wird es auch langfristig so bleiben. Das funktioniert am besten in einzelnen Etappen, für die Sie sich genügend Zeit nehmen sollten. Machen Sie zwischen den einzelnen Schritten auch mal eine Pause und nutzen Sie diese Phasen, um neu Erlerntes zur festen Gewohnheit werden zu lassen. Und ganz wichtig: Freuen sich über Ihren täglichen Erfolg – auch wenn er noch so klein ist. Es sind Ihre ganz persönlichen Erfolgsschritte, und die zeigt nicht allein die Waage an.

1. Bodycheck: Wie steht es um mein Gewicht?

Trotzdem führt der Weg an der Waage nicht vorbei. Bevor Sie mit einer Diät beginnen, sollten Sie zuallererst herausfinden, ob Ihr Gewicht im Normalbereich, darüber oder darunter liegt.

Was heißt eigentlich zu dick?

Ob Sie tatsächlich zu viele Kilos auf die Waage bringen, lässt sich leicht ausrechnen. Der so genannte Body-Mass-Index (BMI) gibt das Verhältnis von Körpergewicht zu Körpergröße an und wird mit Hilfe der folgenden Formel berechnet:

BMI = Körpergewicht (kg) : Körpergröße (m)²

Tipp

Gute Laune macht schlank

Glückliche Menschen sind viel seltener dick. Schüttet das Gehirn körpereigene Happy-Stoffe (Serotonin) aus, wird der Appetit automatisch gebremst. Vor lauter Glück haben wir viel weniger Hunger.

So finde ich den richtigen Einstieg

Nicht ganz so genau, aber dafür leichter und schneller, ermitteln Sie den BMI mit Hilfe unserer Tabelle (links). Legen Sie einfach ein Lineal von der linken Skala mit Ihrer Körpergröße zur rechten Skala mit Ihrem Körpergewicht. Dort, wo die Linie die mittlere Skala kreuzt, liegt Ihr persönlicher BMI-Wert.
Beispiel: Bei einer Körpergröße von 1,70 Meter und 70 Kilogramm Körpergewicht liegt der BMI bei rund 24.

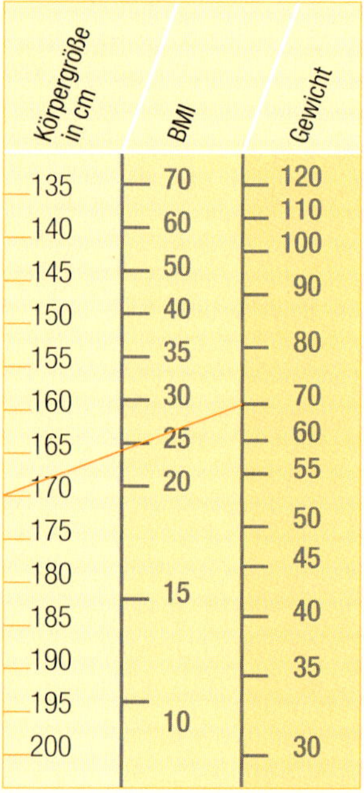

Beispiel:
Bei einer Größe von 1,70 m und einem Körpergewicht von 70 kg beträgt der BMI 24, liegt also im normalgewichtigen Bereich.

Was der Body-Mass-Index verrät

Nach den Richtlinien der DGE liegt der ideale BMI für Frauen zwischen 19 und 24, für Männer zwischen 20 und 25.

- → **unter 18,5:** Untergewicht. Sie dürfen ruhig etwas mehr essen.
- → **18,5 bis 24,9:** Normalgewicht. Bleiben Sie, wie Sie sind.
- → **25 bis 29,9:** leichtes Übergewicht. Wenn Sie unter Bluthochdruck, Diabetes, Gicht oder Rheuma leiden, sollten Sie unbedingt abnehmen. Falls nicht, besteht noch kein dringender Grund für eine Diät.
- → **über 30:** starkes Übergewicht. Jede Gewichtsabnahme verbessert die Gesundheit und erhöht Ihre Lebensqualität und auch -erwartung.
- → **über 35:** schwere Adipositas. Sie müssen unbedingt abnehmen. Sprechen Sie am besten mit Ihrem Arzt ab, welche Maßnahmen für Sie geeignet sind.

Das richtige Maß

Beachten Sie: Das Ausschlagen des Waagenzeigers weist nicht nur auf das Körpergewicht hin, sondern auch auf Hormonschwankungen während des weiblichen Zyklus, auf ein üppiges Abendessen oder den Aufbau von Muskelmasse (denn Muskeln sind schwerer als Fett). Wenn Sie abnehmen, merken Sie das meist an ganz anderen Dingen, wie dem Sitz Ihrer Lieblingsjeans oder beim Blick in den Spiegel. Sie möchten es ganz genau wissen? Dann besorgen Sie sich eine Körperfettwaage, die das Verhältnis von Fett- zu Muskelmasse im Körper genau feststellen kann. Der Körperfettanteil sollte bei Männern zwischen

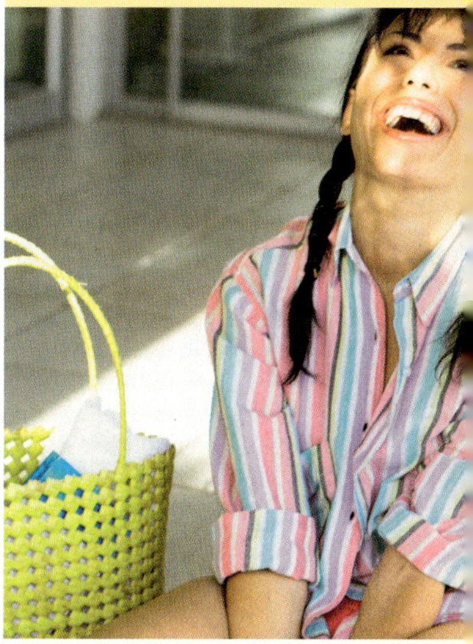

10 und 20 Prozent, bei Frauen zwischen 20 und 30 Prozent liegen. Tipp: Eine Körperfettmessung kann man auch in der Apotheke, beim Arzt oder im Fitness-Studio durchführen lassen.

Meine persönliche Gewichtskurve

Um Ihre Abnehmerfolge zu verfolgen, ist das Anlegen einer Gewichtskurve eine gute Möglichkeit. So können Sie genau beobachten, ob und wie schnell sich Ihr Gewicht verändert. Tägliches Wiegen ist aber nicht nötig. Es genügt vollkommen, wenn Sie sich einmal pro Woche (nicht unbedingt am Wochenende!) – am besten gleich nach dem Aufstehen – auf die Waage stellen. Auf Seite 144 finden Sie eine Vorlage, in der Sie Ihr persönliches Gewicht wöchentlich eintragen können.

Langsam abnehmen

Damit der Erfolg auch von Dauer ist, sollten Sie sich nicht zu viel auf einmal vornehmen. Eine Gewichtsabnahme von maximal fünf bis zehn Prozent von Ihrem jetzigen Startgewicht reicht für den Anfang. Das bedeutet, bei einem Ausgangsgewicht von 78 Kilo würde eine Abnahme von vier bis acht Kilo reichen. Das Zielgewicht läge dann bei knapp 70 Kilo. Hat sich dieses Gewicht eingependelt, starten Sie, wenn Sie möchten, nochmals mit diesem Programm, bis Sie Schritt für Schritt bei Ihrem Wunschgewicht angekommen sind.

Wünsch dir was ...

Tun Sie sich mit jedem verlorenen Kilogramm etwas Gutes. So ein persönliches Belohnungsprogramm motiviert zum Weitermachen!

Ihr Erfolg	Ihre Belohnung
Das erste Kilo	→ Ein Blumenstrauß
Das zweite Kilo	→ Ein Theaterbesuch
Eine Kleidergröße weniger	→ Eine neue Jeans
Halbzeit!	→ Eine Massage
Wunschgewicht erreicht	→ Ein Wellness-Wochenende

Tipp

Abnehmen sanft oder turbo?

Das ist Ihre Diät! Sie können entscheiden, wie intensiv Sie das 4-Wochen-Programm gestalten wollen. Je nachdem, wie viel Sport Sie sich pro Tag »verordnen« – und wie viel Bonuspunkte Sie damit verdienen –, können Sie mehr oder weniger schnell abnehmen.

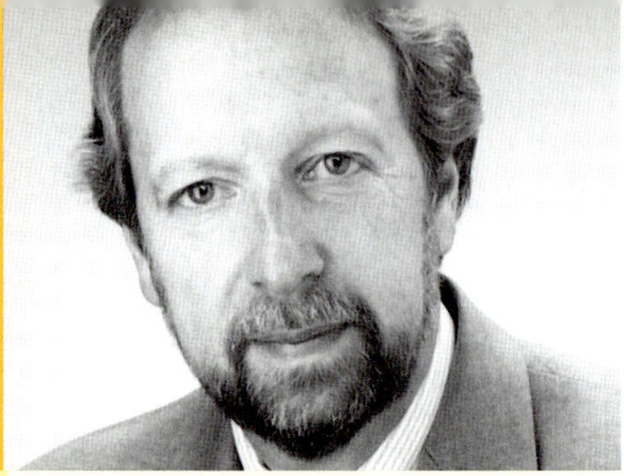

Interview

Prof. Dr. Michael Hamm, Ernährungswissenschaftler an der Hochschule für Angewandte Wissenschaften in Hamburg.

→ Worauf kommt es beim Abnehmen an?

Eine zu schnelle Gewichtsabnahme ist ungesund und nur schwer zu halten. Nehmen Sie sich deshalb genügend Zeit. Nur so werden Sie Ihr Ziel auch erreichen. Den Jo-Jo-Effekt können Sie nur umgehen, indem Sie sich ausreichend bewegen und auf genügend Eiweiß in der Ernährung achten. So wird verhindert, dass der Grundumsatz absinkt und der Körper weniger Energie verbraucht als vorher. Steigern Sie nach der Diät die Kalorienzufuhr wieder ganz langsam, essen Sie fett- und kohlenhydratbewusst, so werden Sie nicht wieder zunehmen.

→ Gibt es Menschen, die schneller abnehmen als andere?

Es gibt Menschen, die gehören zu den Speichertypen, also zum Typus »guter Futterverwerter«. Deren Organismus nutzt die aufgenommene Nahrung äußerst effizient und legt sich Energiereserven für schlechte Zeiten an. Ganz im Gegensatz zum »schlechten Futterverwerter«, der einen Teil zugeführter Kalorien ungenutzt, überwiegend als Wärme, wieder abgibt. Diese so genannten Verbrennertypen haben viel seltener mit ihrem Gewicht zu kämpfen. Gehören Sie zur Sorte »guter Futterverwerter,« ist es umso wichtiger, auf ausreichend Bewegung zu achten. So kurbeln Sie den Stoffwechsel an.

→ »Low fat« oder »Low carb« – welche Diätform ist die Richtige?

Lange Zeit galt das Prinzip »Low fat« – also Fettsparen – als das Nonplusultra bei einer Diät. Trotzdem wurden viele Menschen immer dicker. Schuld an allem sind die Kohlenhydrate, warnte Dr. Robert Atkins bereits Anfang der 70er Jahre. Und so eroberten die »Low-Carb-Diäten« die Ratgeberliteratur. Der Nachteil dieser Diät: Sie kann nicht langfristig durchgehalten werden. Das bedeutet, nur wer Fett und zugleich Kohlenhydrate mit einem hohen GLYX reduziert, wird dauerhaft abnehmen.

2. Zielsetzung: Warum möchte ich abnehmen?

Dass Sie dieses Buch gerade in den Händen halten, beweist, dass Sie sich bereits entschieden haben abzunehmen oder sich zumindest mit dem Gedanken beschäftigen. Bevor Sie loslegen, sollten Sie sich zunächst einmal darüber klar werden, warum Sie abnehmen möchten. Überlegen Sie sich ganz in Ruhe, was Sie sich von der Umstellung Ihrer Ernährung erhoffen. Nehmen Sie sich einen Stift und tragen Sie in Ihrem persönlichen Abnehmplan auf Seite 145 neben Ihrem derzeitigen Gewicht und Ihrem Wunschgewicht auch die Gründe ein, warum Sie abnehmen wollen und welche Ziele Sie damit erreichen möchten. Suchen Sie nach ehrlichen Antworten und gehen Sie so den Ursachen für Ihr Übergewicht auf den Grund.

Briefgeheimnis

Ein altes Geheimrezept: Schreiben Sie sich einen Brief. Tun Sie dies, bevor Sie mit der Diät beginnen. Notieren Sie die eigenen Gefühle und Ängste und verfassen Sie ein paar aufmunternde Sätze, mit denen Sie auch eine andere Person in einer schwierigen Situation trösten würden. Bewahren Sie diesen Brief auf und lesen Sie ihn zwischendurch immer wieder durch. Das hilft manchmal. Nach Beendigung der Diät können Sie sehen, was Sie erreicht haben, was sich verbessert hat und was nicht.

3. Tagebuch: So behalte ich den Überblick

Der beste Weg, um zu erkennen, wo die Fehler in Ihrer Ernährung liegen, ist das Führen eines Ernährungstagebuchs. Schreiben Sie die nächsten Tage genau auf, was Sie wann gegessen und getrunken haben. Und auch, was Sie dabei vielleicht abgelenkt hat. Das Tagebuch ist der Spiegel für Ihre Gewohnheiten und hilft, die Ursachen für Ihr Übergewicht zu finden. War es vielleicht die Auseinandersetzung mit Ihrer Mutter, der Stress mit dem Chef oder das Gespräch mit Ihrem Partner, das Sie zum

Tipp

Kein Zurück mehr

Tragen Sie Ihr Diätvorhaben ganz dick in den Kalender ein. Legen Sie dabei einen günstigen Starttermin fest, dann werden Sie Ihren Plan auch viel leichter in die Tat umsetzen können.

Frustessen bewegt hat? Essen Sie meist aus Langeweile, zur Belohnung oder weil Sie sich einsam fühlen? Haben Sie diese Heißhungerauslöser erst einmal enttarnt, können Sie sie künftig ganz gezielt umgehen. Die passende Tagebuch-Vorlage finden Sie auf Seite 146 im Anhang. Kopieren Sie die Tabelle so oft wie nötig und tragen Sie jeden Tag gewissenhaft ein, was Sie essen und trinken.

4. Ernährungsquiz: Wie gut kenne ich mich aus?

Sie möchten abnehmen? Bevor Sie loslegen, ist es wichtig herauszufinden, ob Sie tatsächlich das nötige Know-how dafür mitbringen. Jetzt haben Sie Gelegenheit, herauszufinden, wo Sie wirklich stehen. Die Auflösung des Tests finden Sie am Ende des Quiz auf Seite 21.

➔ Frage 1: Das Frühstück ...

a. *... ist unnötig. Morgens ist dafür keine Zeit.*
b. *... findet unterwegs auf dem Weg ins Büro statt.*
c. *... ist die wichtigste Mahlzeit des Tages.*

➔ Frage 2: Wie viel Obst und Gemüse essen Sie pro Tag?

a. *0 bis 1 Portion*
b. *2 bis 3 Portionen*
c. *Mehr als 4 Portionen*

➔ Frage 3: Was und wie viel trinken Sie?

a. *Mehrere Tassen Kaffee, sonst eher wenig.*
b. *Ich trinke täglich gut eineinhalb Liter, vor allem Saft, Limonade oder Cola.*
c. *Über den Tag verteilt schaffe ich etwa zwei bis drei Liter Wasser.*

Tipp

Der richtige Zeitpunkt

Es gibt Situationen, die Ihnen den Start in die neue Ernährungsweise nicht gerade leicht machen. Wenn Sie krank oder traurig sind, Probleme haben, sich in einer Stress-Situation (Prüfung, Jobsuche, Umzug) befinden, gerade mit dem Rauchen aufgehört haben oder schwanger sind, beginnen Sie mit dem Abnehmen nicht sofort, sondern besser zu einem späteren Zeitpunkt.

➔ Frage 4: Kochen mit Pflanzenöl ist besser, weil ...

a. *... reichlich Cholesterin drin steckt.*
b. *... es besser schmeckt.*
c. *... besonders viele ungesättigte Fettsäuren enthalten sind.*

➔ Frage 5: Wie oft sollte Fleisch auf dem Speiseplan stehen?

a. *... fünfmal pro Woche.*
b. *... einmal pro Woche.*
c. *... zwei- bis dreimal pro Woche.*

➔ Frage 6: Welches Lebensmittel löst am schnellsten einen Blutzuckeranstieg aus?

a. *Roher Apfel*
b. *Apfelmus*
c. *Apfelsaft*

➔ Frage 7: Täglich 1000 Milligramm Calcium braucht der Körper. So viel steckt in ...

a. *... 10 Gramm Parmesan.*
b. *... 100 Gramm Grünkohl.*
c. *... einem halben Liter Milch.*

➔ Frage 8: Am meisten Fett versteckt sich in ...

a. *... Gummibärchen.*
b. *... Schinken.*
c. *... Streichwurst.*

➔ Frage 9: Wann setzt das natürliche Sättigungsgefühl ein?

a. *Nach 10 Minuten*
b. *Nach 30 Minuten*
c. *Nach 20 Minuten*

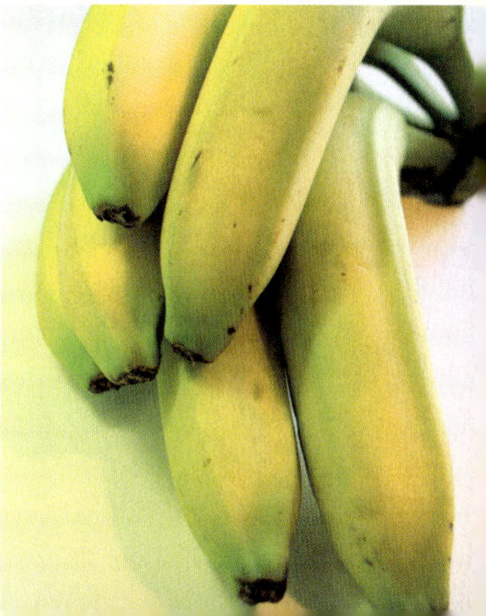

→ Frage 10: Welches Lebensmittel braucht für die Verwertung im Körper mehr Kalorien, als es selbst enthält?

a. *Trockener Zwieback*
b. *Heiße Nudelsuppe*
c. *Kaltes Wasser*

→ Frage 11: Ein Schokoriegel hat so viel Kalorien wie ...

a. *... ein Apfel.*
b. *... zehn Äpfel.*
c. *... fünf Äpfel.*

→ Frage 12: Durch eine halbe Stunde Radfahren verbrennt der Körper ...

a. *... rund 500 Kalorien, so viel wie ein Stück Torte.*
b. *... rund 300 Kalorien, so viel wie eine Portion Pommes.*
c. *... rund 200 Kalorien, so viel wie ein großes Glas Rotwein.*

Auswertung

Zählen Sie zusammen, wie oft Sie Antwort a, b und c angekreuzt haben, und multiplizieren Sie es mit der folgenden Punktzahl:

a.	x 0 Punkte	=	Punkte
b.	x 1 Punkt	=	Punkte
c.	x 2 Punkte	=	Punkte

→ **17 bis 24 Punkte:** Sie wissen, worauf es beim Essen ankommt. Sich optimal zu ernähren wird Ihnen also sicher nicht schwer fallen.
→ **9 bis 16 Punkte:** Sie wissen sehr gut, was gesunde Ernährung bedeutet. Doch manchmal hapert es aus zeitlichen Gründen an der Umsetzung. Keine Sorge, der Diät Coach hilft Ihnen dabei.
→ **Weniger als 8 Punkte:** Sie haben sich bisher wenig mit gesunder Ernährung befasst. Macht nichts, dieses Buch erklärt Ihnen Schritt für Schritt, worauf es beim Essen und Trinken ankommt.

4. Ernährungsquiz: Wie gut kenne ich mich aus?

Das steckt hinter den Testfragen:

- **Frühstück:** Die Mahlzeit am Morgen ist die wichtigste am Tag. Studien beweisen: Menschen, die nie frühstücken, haben ein größeres Risiko, dick zu werden.
- **Obst und Gemüse:** Ernährungswissenschaftler empfehlen, fünf Portionen à 200 Gramm Obst und Gemüse am Tag zu essen. Das schützt vor Krankheiten und hält schlank.
- **Trinken:** Der Körper braucht mindestens zwei Liter Flüssigkeit am Tag, damit Stoffwechselvorgänge gut funktionieren. Am besten in Form von Wasser. Kaffee und Limonaden zählen dabei nicht.
- **Pflanzenöl:** Olivenöl & Co. sind deshalb so gesund, weil sie den Körper mit mehrfach ungesättigten Fettsäuren versorgen, die den Cholesterinspiegel senken.
- **Fleischverzehr:** Ernährungsexperten empfehlen durchschnittlich zwei- bis dreimal pro Woche Fleisch zu essen.
- **Blutzuckeranstieg:** Wie schnell der Blutzucker nach dem Essen ansteigt, hängt auch von der Verarbeitungsform eines Lebensmittels ab. So verringern Ballaststoffe aus rohem Obst und Gemüse, die im Darm erst aufgeschlüsselt werden müssen, den glykämischen Index und lassen den Blutzucker langsamer ansteigen.
- **Calcium:** Mit einem halben Liter Milch decken Sie bereits die Hälfte des gesamten Tagesbedarfs von 1000 mg. Doch auch Parmesan und Grünkohl sind wertvolle Calcium-Lieferanten.
- **Verstecktes Fett:** Alles, was sich cremig aufs Brot streichen lässt, enthält meist jede Menge Fett. Beim Schinken kann man das sichtbare Fett wegschneiden. Gummibärchen enthalten 0 Prozent Fett.
- **Sättigungsgefühl:** Erst circa 20 Minuten später meldet der Magen die »Ich-bin-satt«-Message an das Gehirn. Wer langsamer isst, wird automatisch weniger essen.
- **Leere Kalorien:** Wasser ist ein Nullkaloriengetränk. In kalter Form genossen, kostet es den Körper sogar Kalorien, weil er das Getränk zuerst auf Körpertemperatur erwärmen muss.
- **Schokoriegel:** Mars, Snickers & Co. liefern zwischen 500 und 600 Kalorien. So viel Energie steckt in fünf Äpfeln.

Tipp

Falscher Alarm

Hätten Sie das gewusst? Hinter Appetit steckt oftmals eigentlich nur eins: Durst! Denn die Rezeptoren auf der Zunge sind für beides die gleichen. Also erst einmal ein großes Glas Wasser trinken, bevor Sie zum Essen greifen.

- **Fahrradfahren:** Um ein Glas Rotwein abzuarbeiten, müssen Sie eine halbe Stunde Rad fahren. Für eine Portion Pommes oder ein Stück Torte müssen Sie schon etwas länger in die Pedale treten.

5. Kücheninspektion: So organisiere ich meine Vorräte

Nun ist es an der Zeit, Ihre Vorräte genau ins Visier zu nehmen, denn sie verraten mehr über Ihre Essgewohnheiten, als Sie vielleicht denken. Sind Speisekammer, Kühlschrank und Gefrierfach beispielsweise vollgepackt mit Fertiggerichten, Salatsaucen zum Aufreißen, Weichkäse, Streichwurst oder Mousse au Chocolat, kann das mit dem Abnehmen ja gar nicht funktionieren. Ab heute lautet die Devise: Füllen Sie Ihren Kühlschrank, mit gesunden Lebensmitteln wie Gemüse, Obst, Salat, Frischkäse und Joghurt. So haben ungesunde Sachen gar keinen Platz mehr.

Die richtige Grundausstattung

Gesunde Ernährung ist nur eine Frage der Organisation. Die meisten Lebensmittel können Sie doch ganz problemlos am Wochenende einkaufen. Sie stehen unter der Woche unter Stress und haben wenig Zeit? Kein Problem, die meisten Lebensmittel können Sie ganz gemütlich am Wochenende einkaufen. Wenn Sie eine Grundausstattung im Haus haben, genügt es vollkommen, sich nach der Arbeit (oder in der Mittagspause) schnell etwas frisches Fleisch oder Fisch zu besorgen, um etwas Gesundes zu kochen. Haben Sie das einmal heraus, passiert es Ihnen garantiert nicht mehr, dass Sie nach einem langen Arbeitstag ausgehungert vor einem leeren Kühlschrank stehen und aus lauter Frust erst mal eine Tüte Chips verspeisen, sich eine Pizza bestellen oder zum nahe gelegenen Dönerstand pilgern.

So wird meine Küche diättauglich

Bevor Sie mit Ihrer Diät beginnen, sollten Sie also zunächst einen Blick in Kühl- und Vorratsschrank werfen und sich von allen Dickmachern trennen.

Tipp

Richtig einkaufen

Gehen Sie nie hungrig einkaufen, sonst landen mehr ungesunde Lebensmittel in Ihrem Einkaufswagen, als gut sind. Überprüfen Sie vor dem Einkauf Ihre Vorräte und überlegen Sie: Was möchte ich in den nächsten Tagen kochen? Gehen Sie nur mit Einkaufsliste ins Geschäft und kaufen Sie möglichst nur das, was darauf steht.

Raus aus dem Kühlschrank! Das sind die Dickmacher

- **Butter** besteht zu 80 Prozent aus Fett. Lassen Sie sie unter Wurst, Nuss-Nougat-Creme, Marmelade oder Käse weg, so sparen Sie pro Brötchen etwa 12 Gramm Fett und 110 Kalorien.
- **Fertig-Salatdressings** können jeden schlanken Salat in eine Kalorienbombe verwandeln. Denn in French-Dressing oder Knoblauchsauce verstecken sich reichlich Fett und Zucker.
- **Käse** wie Parmesan, Camembert oder Gorgonzola liefern reichlich Fett. Deshalb Käse nur ab und zu genießen. Einzige Ausnahme: Harzer Käse, der ist relativ fett- und kalorienarm.
- **Light-Produkte** enthalten manchmal auch viel Fett, um den Geschmack zu erhalten. Süßstoff mogelt zwar die Kalorienzahl auf der Packung herunter, den Appetit regt er jedoch an.
- **Milchmixgetränke** sind meist mit viel Zucker und Aromastoffen versehen. Die können Sie sich sparen, wenn Sie selbst ein paar Früchte mit fettarmer Milch zu einem Shake mixen.
- **Pommes, Kroketten oder Rösti** sind ruckzuck fertig, die Kombination aus reichlich Fett plus Kartoffeln mit einem hohen glykämischen Index schlägt leider ganz gewaltig zu Buche.
- **Streichwurst** enthält sehr viel Fett – auch wenn man es mit bloßem Auge nicht sehen kann. Grundsätzlich gilt: Je feiner bzw. streichfähiger die Wurst, desto mehr Fett steckt drin.
- **Tiefkühlpizza** sollten Sie meiden. Sie enthält reichlich Konservierungs- und Zusatzstoffe. Den Fettgehalt aus Käse, Salami oder Schinken sollten Sie nicht unterschätzen.

Rein in den Kühlschrank! Das sind die Schlankmacher

- **Eier** sind gesund und liefern wertvolles Eiweiß. Keine Angst vor Cholesterin, denn enthaltenes Lecithin hemmt sogar die Aufnahme von Cholesterin und sorgt dafür, dass zu viel einfach wieder ausgeschieden wird.
- **Fettarme Milch** versorgt den Körper mit lebensnotwendigem Calcium. Den Unterschied zur Vollmilch schmeckt man kaum. Hier können Sie also ohne große Mühe Kalorien einsparen.

Tipp

Gesundes Klima

Die unteren Fächer im Kühlschrank sind am kältesten. Das bedeutet, hier sind leicht verderbliche Lebensmittel wie Fisch, Fleisch oder Wurst am besten aufgehoben. Weniger kalt ist es im Gemüsefach, dort hat es etwa null Grad. Wenn Sie das Gemüse zusätzlich in Plastikbeutel verpacken, bleibt es viel länger frisch und knackig.

- **Frische Kräuter** bringen den schnellen Vitaminkick, zaubern ein wunderbares Aroma, sparen Salz und lassen sich prima in kleinen Portionen einfrieren.
- **Frischkäse** ist eine leckere und leichte Alternative zu Butter und liefert hochwertiges Eiweiß und Calcium für die Knochen. Gibt es ebenfalls mit nur 0,2 Prozent Fett.
- **Fruchtaufstrich** enthält rund 40 Prozent weniger Zucker als herkömmliche Marmelade. Einziger Nachteil: Er ist nicht so lange haltbar und muss im Kühlschrank aufbewahrt werden.
- **Joghurt** gibt es auch in fettarmen Varianten – mittlerweile sogar mit nur 0,1 Prozent Fett. Die Milchsäurebakterien machen das Eiweiß viel besser verdaulich.
- **Meeresfisch** ist – dank der enthaltenen Omega-3-Fettsäuren – sehr gesund. Fertigfisch mit Sauce oder Fischstäbchen sind meist von schlechterer Qualität und liefern reichlich Fett.
- **Obst und Gemüse** darf getrost den ganzen Platz in Ihrem Kühlschrank einnehmen. Der Gehalt an Vitaminen, Mineralstoffen und Ballaststoffen ist durch nichts zu toppen.
- **Schinken** versorgt Ihren Körper mit wichtigem Eiweiß. Er ist schön mager und im Gegensatz zu Wurst kann man hier den Fettrand wegschneiden.
- **Tiefkühlgemüse** wird sofort nach der Ernte schockgefrostet und enthält oft sogar mehr Vitamine als zu lange oder falsch gelagerte »frische« Supermarktware.

Raus damit! Dickmacher im Vorratsschrank

- **Cornflakes** enthalten viele leere Kalorien, kaum Ballaststoffe dafür aber reichlich Zucker und Weißmehl mit einem hohen glykämischen Index. Sie sind schnell wieder hungrig.
- **Eiernudeln** bringen den Blutzuckerspiegel aus dem Lot und lösen Heißhunger aus. Wenn schon Spätzle, dann bitte selber »hobeln« und Vollkorn- oder Dinkelmehl verwenden. Das hat einen niedrigen glykämischen Index und hält schlank.
- **Fertig-Cappuccino** ist zwar praktisch, aber ein Blick auf die Zutatenliste genügt und Sie werden ohnehin darauf verzichten. Schäumen Sie lieber etwas fettarme Milch auf.

Tipp

Das bringt gute Laune

Es ist so leicht glücklich zu sein und zu werden. Man muss nur eins tun: Essen! Durch den Verzehr bestimmter Lebensmittel wird die Produktion von Glückshormonen angeregt, die Laune steigt. Gut zu wissen: Die Glücksstoffe stecken nicht nur in Schokolade, sondern auch in Fisch, Früchten und Gemüse.

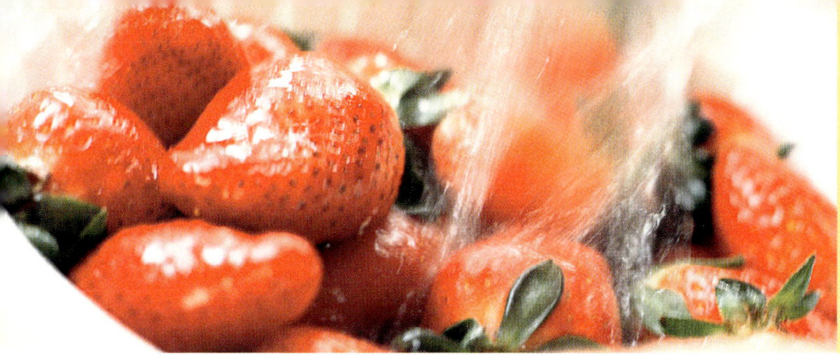

- **Fertigprodukte & Co.** bitte nur für absolute Notfälle aufbewahren. Reichlich Fett und Geschmacksverstärker garantieren den gleich bleibenden Geschmack und machen Lust auf mehr.
- **Nuss-Nougat-Creme** sollten Sie am besten ganz aus Ihrer Küche verbannen. So werden Sie gar nicht in Versuchung geführt, bei Stress oder Kummer das halbe Glas auszulöffeln.
- **Toastbrot** hat einen Vorteil: Ungeöffnet kann man es recht lange aufbewahren. Die Vollkornvariante hat einen niedrigeren glykämischen Index und macht länger satt.

Rein damit! Die Schlankmacher im Vorratsschrank

- **Bitterschokolade** sollten Sie immer im Haus haben. Denn im Gegensatz zu Vollmilch- oder Nussschokolade liefert sie viel weniger Zucker, dafür mehr vom Glücksstoff Theobromin.
- **Dosentomaten** lassen sich blitzschnell in Pastasauce, Suppe oder Pizzabelag verwandeln. Außerdem steckt in erhitzten Tomaten viel mehr gesunder Pflanzenfarbstoff Lycopin.
- **Haferflocken** sind reich an hochwertigem Eiweiß, Calcium, Eisen und Folsäure. Die Ballaststoffe quellen im Magen auf, machen lange satt und senken den Cholesterinspiegel.
- **Honig, Ahornsirup oder Agavendicksaft** sind besser als Zucker. Sie haben einen niedrigeren glykämischen Index und trainieren den Geschmackssinn in Richtung weniger süß.
- **Hülsenfrüchte** wie Linsen, Erbsen, Bohnen sind lange haltbar und liefern hochwertiges Eiweiß und gute Kohlenhydrate.
- **Nüsse** sind der ideale Snack für zwischendurch, liefern Energie und machen satt. Das enthaltene Vitamin B_6 stärkt die Nerven und die Konzentration. Ideal sind ungesalzene Nüsse.
- **Olivenöl** ist aus der gesunden Küche kaum noch wegzudenken. Es kann bis 200 Grad problemlos erhitzt werden, bei höheren Temperaturen verändert es seinen Geschmack.
- **Trockenfrüchte** statt Süßigkeiten. Das hält schlank! Grund: Getrocknete Aprikosen & Co. enthalten nicht nur weniger Fett, sondern auch mehr verdauungsfördernde Ballaststoffe.
- **Vollkornnudeln** haben einen niedrigen glykämischen Index und verhindern somit Heißhunger – vor allem »al dente«.

Tipp

Was das Etikett verrät

Achten Sie künftig ganz genau auf das Kleingedruckte. Sie müssen wissen, dass die Zutaten auf dem Etikett immer in der Reihenfolge der enthaltenen Menge angegeben werden. Meiden Sie deshalb Produkte, bei welchen Zucker (auch Saccharose, Glukosesirup, Maissirup) bzw. Weißmehl oder Stärke gleich an erster, zweiter oder dritter Stelle stehen.

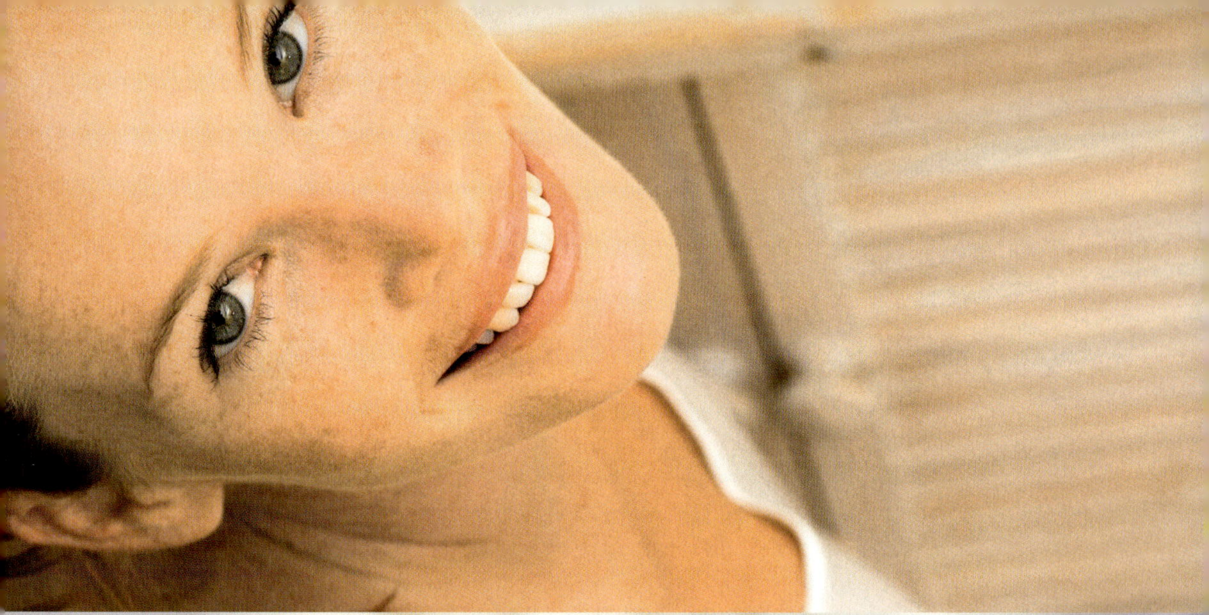
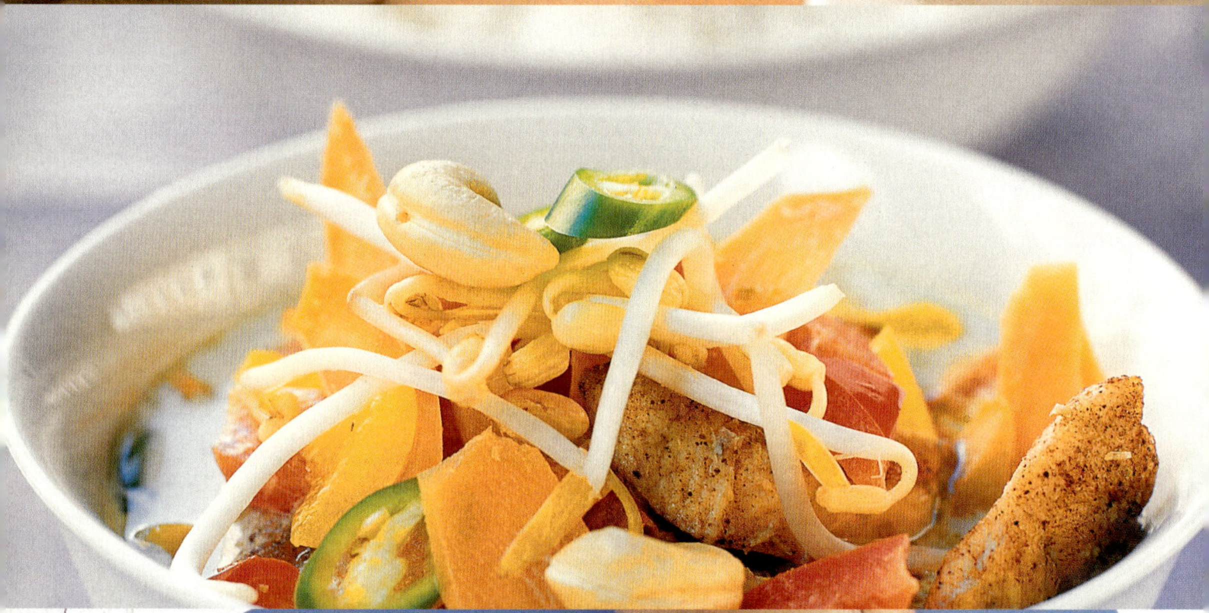
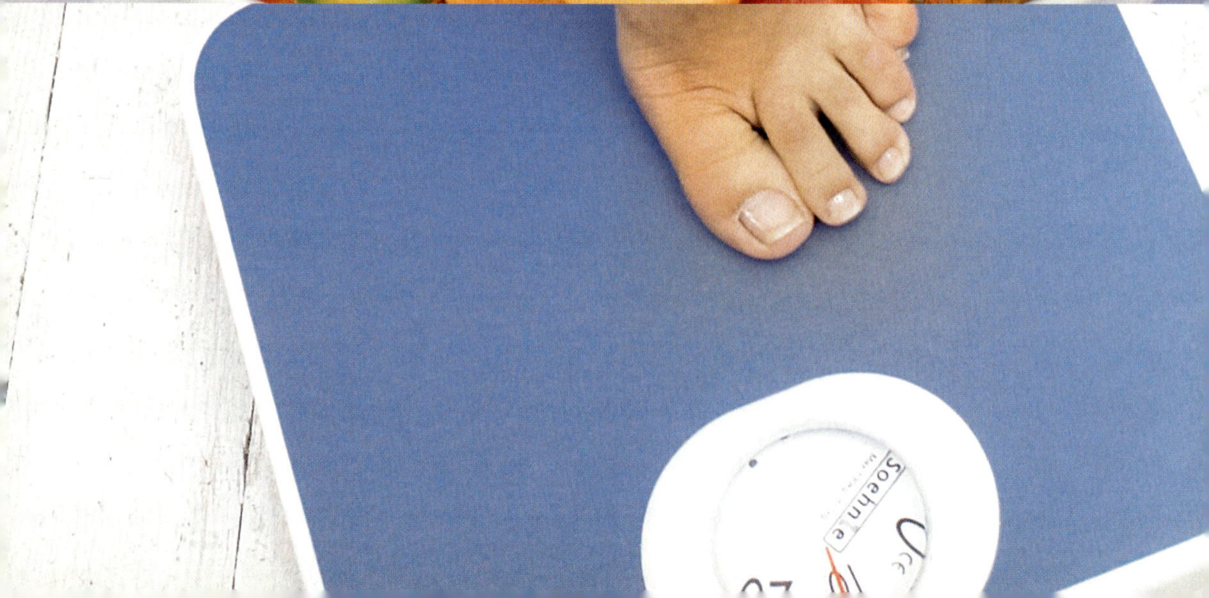

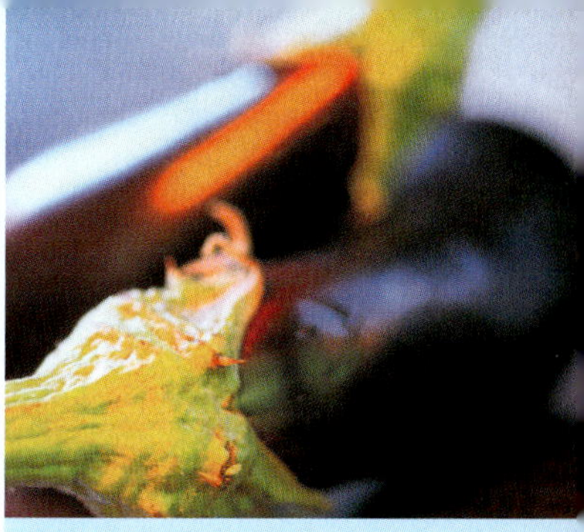

Step by Step

Mein Weg von dick nach dünn – Diät Coach in 10 Schritten

Sie haben bereits wertvolle Vorarbeit geleistet. Nehmen Sie sich für jeden Schritt so viel Zeit, wie Sie benötigen, um das neu Gelernte zu trainieren. Erst dann gehen Sie zum nächsten über.

Step by step

→ Schritt 1: Das muss ich wissen

Wer abnehmen will, muss darauf achten, dass die Energiebilanz ausgeglichen ist. Das heißt ganz simpel: Die Energie (Kalorien), die man über das Essen zuführt, muss man auch wieder verbrauchen, sonst nimmt man zu. Wer den Energieverbrauch durch das richtige Maß an Bewegung erhöht, wird automatisch das Gewicht reduzieren. »Ganz so einfach macht es uns die Natur leider nicht«, sagen Wissenschaftler. Es kommt nämlich auch darauf an, woraus die Kalorien stammen, also ob wir sie in Form von Fett, Eiweiß oder Kohlenhydraten aufnehmen.

Die wichtigsten Nährstoffe

Bevor es ans Abnehmen geht, sollten Sie sich also zunächst etwas Basiswissen über die wichtigsten Nährstoffe aneignen.

Eiweiß

Protein ist einer der Hauptbausteine unserer Zellen. In Form von Muskeln, Enzymen und Hormonen ist es an allen wichtigen Körperfunktionen im Körper beteiligt. Es besteht aus einzelnen Aminosäuren. Neun von 20 Aminosäuren sind essenziell, das heißt, der Körper kann sie nicht selbst herstellen, sondern muss sie aus der Nahrung herauslösen. Am besten gelingt das mit tierischem Eiweiß aus Fleisch, Fisch, Eiern oder Milch. Doch auch in Gemüse und Nüssen sind Aminosäuren enthalten – allerdings kann der Körper diese nicht ganz so gut verwerten. Die Deutsche Gesellschaft für Ernährung empfiehlt täglich 0,8 Gramm Eiweiß pro Kilo Körpergewicht aufzunehmen (bei einem Körpergewicht von 60 Kilo wären das beispielsweise 48 Gramm Eiweiß).

Dass Eiweiß schlank macht, hat einen ganz einfachen Grund: Proteine verbrauchen bei ihrer Umwandlung in Energie (Verstoffwechselung) mehr Kalorien als die beiden anderen, Fett und Kohlenhydrate. Nehmen Sie beispielsweise 100 Kalorien in

Form von Eiweiß zu sich, benötigt der Körper rund 18 bis 25 Prozent dieser Energiemenge für die Verwertung der Nahrung. Bei Fett dagegen sind es nur circa drei, bei Kohlenhydraten vier bis sieben Prozent.

Hier steckt viel Eiweiß drin

200 g Magerquark	27 g Eiweiß
100 g Hähnchenbrustfilet/Putenbrust	25 g Eiweiß
100 g Räucherlachs	25 g Eiweiß
100 g Schweinefilet	20 g Eiweiß
100 g Rinderfilet	19 g Eiweiß
100 g Garnelen	18 g Eiweiß
50 g Erdnüsse	15 g Eiweiß
60 g Linsen	14 g Eiweiß
100 g Haferflocken	13 g Eiweiß
125 g Tofu	10 g Eiweiß
25 g Parmesan	10 g Eiweiß
1 Ei	7 g Eiweiß
200 ml Milch	6 g Eiweiß

Kohlenhydrate

Ihr Körper braucht Kohlenhydrate als Energielieferant. Damit Sie laufen, radeln, denken können und die Kraft haben, kiloschwere Einkaufstüten nach Hause zu tragen. Am schnellsten kann Ihr Körper einfache Kohlenhydrate, die vor allem in Zucker oder Weißmehlprodukten vorkommen, verwerten. Allerdings haben sie einen erheblichen Nachteil: Ihr glykämischer Index (GI oder Glyx) ist sehr hoch, das heißt, sie lassen den Blutzucker recht schnell ansteigen und auch schnell wieder absinken. Die Folge dieser Auf-und-Abs: Der Körper gelangt immer wieder in einen Zustand der so genannten Unterzuckerung. Man hat in kürzester Zeit Hunger auf noch mehr schnell verwertbare Kohlenhydrate und nimmt langfristig zu. Der Grund: Um den Blutzucker zu senken, schüttet die Bauchspeicheldrüse das Hormon Insulin aus. Und in diesem Zustand werden die zugleich aufgenommenen – oder im Verdauungstrakt befind-

Tipp

Stimmungskanone Kohlenhydrate

Hauptverantwortlich für gute Laune ist in unserem Körper Serotonin, ein Neurotransmitter (Botenstoff). Ihm kommt im Verhältnis von Seele und Ernährung eine Schlüsselrolle zu. Um diesen Happy-Macher herzustellen, der Entspannung bringen kann, braucht der Körper Kohlenhydrate. Für schnelle Glücksgefühle sind Süßigkeiten daher okay! Lang anhaltend fröhlich machen aber Kartoffelbrei oder ein Teller Pasta.

Tipp

Gute und schlechte Kohlenhydrate

Schlecht – hoher glykämischer Index: Weißmehlprodukte, Baguette, Toastbrot, Cornflakes, Kuchen, Gebäck, Fast Food, Pommes Frites, Süßigkeiten, Schokolade, Zucker, Limonade oder Cola.

Gut – niedriger glykämischer Index: Obst und Gemüse, Vollkorn-Brot, -Gebäck oder -Müsli, ungesüßte Obst- und Gemüsesäfte sowie Fruchsaftschorlen.

lichen – Fette in die Zellen eingesperrt und können daher nicht verbrannt werden. Im Gegensatz zu den einfachen Kohlenhydraten haben komplexe Kohlenhydrate aus Obst, Gemüse und Vollkornprodukten einen niedrigen glykämischen Index. Sie lassen den Blutzucker nur langsam ansteigen, machen lange satt und versorgen den Körper langfristig mit Energie. Darüber hinaus liefern sie jede Menge Ballaststoffe. Diese scheidet der Körper unverdaut wieder aus. Der positive Effekt: Die Verdauungstätigkeit wird angeregt, die Darmfunktion gestärkt. Schädliche Schlacken und Giftstoffe werden gebunden und ausgeschieden. Keine Sorge, Sie müssen keine Körner essen, Vollkornprodukte gibt es auch aus fein gemahlenem Mehl. Fragen Sie einfach beim Bäcker nach.

Fett

Sie brauchen Fette, denn ohne sie funktioniert im Körper gar nichts. Fett ist wichtig, um fettlösliche Vitamine richtig verwerten zu können. Nur mit Hilfe von Fett kann der Körper Calcium nutzen, das wir für unsere Knochen brauchen. Es verwandelt Beta-Carotin in das Augen- und Antikrebsvitamin A, und es ist notwendig für den Aufbau der Zellwände. Kurzum: Fett sättigt und enthält lebensnotwendige Vitamine und Fettsäuren.

Fett sorgt nicht nur für den Geschmack im Essen, sondern vor allem auch für Energie. Jedes Gramm Fett liefert neun Kalorien, egal ob gehärtetes Frittierfett, Schweinefett oder Olivenöl. Etwa 30 Prozent der Energie benötigt der Körper in Form von Fett. Das entspricht in etwa 60 bis 80 Gramm Fett pro Tag. Überschüssiges Fett, das unser Körper nicht sofort zur Energiegewinnung benötigt, wird in den körpereigenen Fettdepots an Bauch, Po und Hüften gespeichert.

Grundsätzlich unterscheidet man zwischen gesättigten, einfach oder mehrfach ungesättigten Fettsäuren. Die gesättigten Fettsäuren, wie sie etwa in Butter, Kokosfett, Wurst oder Fleisch vorkommen, sind chemisch gesehen unseren körpereigenen Fettdepots sehr ähnlich. Deshalb erhöhen sie den Cholesterinspiegel im Blut, lagern sich an den Gefäßwänden und im Fettgewebe ab und sollten vermieden werden.

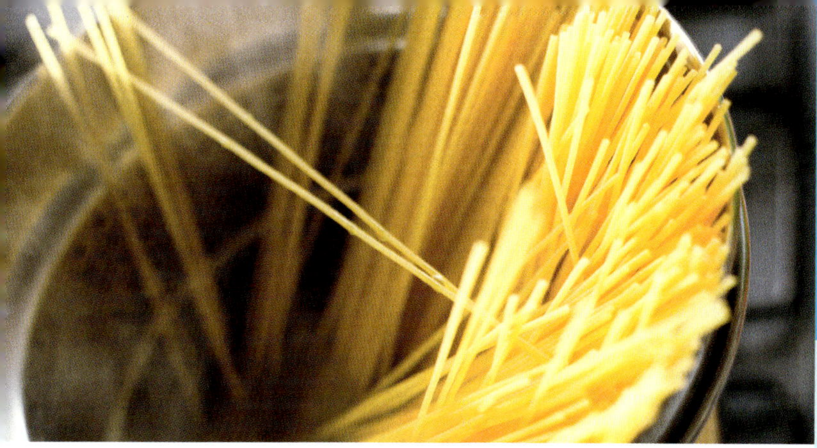

Wichtig dagegen sind die ungesättigten Fettsäuren aus Pflanzenölen, Nüssen und Meeresfisch. Sie stärken die Nervenfunktionen, verbessern die Cholesterinwerte, halten die Arterien elastisch, sättigen rasch und über lange Zeit. Außerdem beschleunigen sie den Fettabbau im Gewebe und bringen die Fettverbrennung in der Muskulatur in Gang. Spitzenreiter für mehrfach ungesättigte Fettsäuren sind hochwertige Pflanzenöle wie Sonnenblumen-, Distel- und Kürbiskernöl. Oliven- und Rapsöl sind die Hauptquellen für einfach ungesättigte Fettsäuren. Die wertvolle Omega-3-Fettsäure steckt vor allem in Lachs, Makrele oder Thunfisch.

Was mein Körper braucht

Nun wissen Sie das Wichtigste über die Nährstoffe, ihre Funktion und Wirkung im Körper. Die Ernährungsrichtlinien des amerikanischen Landwirtschaftsministeriums (USDA) richten sich nach neuesten Erkenntnissen der Wissenschaft und zeigen Ihnen, wovon Sie viel und wovon Sie wenig essen sollten.

1. Getreideprodukte

Brot, Müsli, Pasta, Cerealien oder Reis sollten Sie etwa dreimal am Tag (insgesamt circa 180 Gramm) essen, mindestens die Hälfte davon jedoch in Vollkornqualität. Im Gegensatz zu Weißmehlprodukten und zuckerreichem Gebäck halten sie den Blutzucker in Balance und machen lange satt.

2. Obst und Gemüse

Äpfel, Tomaten und Salat sollten den Hauptanteil der täglichen Kost ausmachen. Essen Sie möglichst aus dieser Sparte mindestens fünf Portionen am Tag. Das bedeutet: täglich rund 480 Gramm Obst und 600 Gramm Gemüse. Einen Teil davon können Sie auch in Form von frisch gepressten, aber vor allem ungesüßten Fruchtsäften aufnehmen.

USDA-Ernährungsempfehlungen

Getreideprodukte	Gemüse	Obst
→ Die Hälfte davon als Vollkorn!	→ Vegetarisch variieren!	→ Focus auf Früchte!
Mindestens 100 g Vollkorn-Müsli, -Brot, -Gebäck, -Reis oder -Nudeln täglich 30 g entspricht in etwa • 1 Scheibe Brot • 1 Tasse Müsli • 1/2 Tasse gekochte(r) Reis, Getreide oder Nudeln	Mehr dunkelgrünes Gemüse, wie Brokkoli, Spinat und andere dunkle Blattgemüse Mehr orangefarbene Gemüse wie Möhren oder Süßkartoffeln Mehr getrocknete Hülsenfrüchte, wie Kidney-Bohnen oder Linsen	Am besten eine breite Auswahl an Obst essen Wählen Sie reichlich frisches Obst. Auch aus dem Kühlregal sowie aus Dosen oder Trockenobst sind okay. Die einfachste Lösung: Frisch gepresste Säfte!
Für eine 2000-kcal-Diät brauchen Sie die unten stehenden Mengen aus jeder Gruppe		
Ca. 180 g pro Tag	2 1/2 Tassen pro Tag (= ca. 600 g)	2 Tassen pro Tag (= ca. 500 g)

3. Milch und Milchprodukte

Joghurt & Co. liefern dem Körper lebensnotwendiges Calcium. Das Mineral ist nicht nur wichtig für das Knochenwachstum, sondern kurbelt – wie neue Studien beweisen – die Fettverbrennung an. Deshalb gilt: Täglich mindestens drei Tassen, also etwa 700 Milliliter bzw. Gramm möglichst fettarme Milch und Milchprodukte konsumieren.

Milchprodukte	Fleisch und Hülsenfrüchte
→ Versorg Dich mit Kalziumspendern!	→ Lieber weniger Protein!
Bevorzugen Sie möglichst immer die niedrigere Fettstufe bei Milch, Joghurt und anderen Milchprodukten Wenn Sie keine Milch vertragen, wählen Sie laktosefreie Soja-Produkte oder andere Kalziumquellen wie angereicherte Lebensmittel und Getränke	Wählen Sie fettarmes Fleisch und Geflügel Am besten: backen, braten oder grillen – das spart Fett. Wechseln Sie ab beim Protein – öfter mal Fisch, Bohnen, Erbsen, Nüsse oder Samen statt immer nur Fleisch und Geflügel.
Für eine 2000-kcal-Diät brauchen Sie die unten stehenden Mengen aus jeder Gruppe	
3 Tassen pro Tag (= ca. 700 g)	Ca. 160 g pro Tag

4. Fleisch und Hülsenfrüchte

Hier sind die wichtigsten Eiweißquellen platziert: Eier, Fleisch, Fisch und Hülsenfrüchte versorgen den Körper mit wertvollem Protein. Wer schlank bleiben will, bevorzugt fettarme Eiweißlieferanten wie Erbsen, Bohnen, Linsen, Sprossen, Samen, Sojaprodukte, Geflügel oder Fisch und achtet darauf, täglich nicht mehr als 165 Gramm davon aufzunehmen.

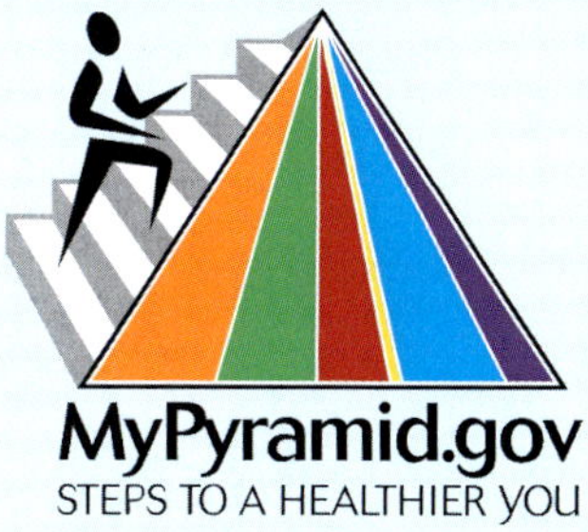

Die Kernaussage der neuen Ernährungspyramide aus den USA: Vollkornprodukte, Gemüse und Obst bilden die Basis gesunder Kost.

Tipp

Empfehlenswert

Sie möchten wissen, wie Sie sich ernähren sollten? Unter www.mypyramid.gov können Sie Ihr Alter, Ihr Geschlecht und Ihre körperliche Aktivität eingeben und bekommen aufgrund dieser Daten Ihre ganz individuelle Ernährungspyramide erstellt.

5. Gute-Laune-Fitness

Nur wer sich ausreichend bewegt, also mindestens 30 Minuten pro Tag, wird abnehmen. Denn nur so kann der Stoffwechsel richtig funktionieren, und die Fettverbrennung kommt in Gang. Dabei ist es ganz gleich, ob Sie lieber joggen, walken, schwimmen oder im Garten arbeiten. Hauptsache, Sie bewegen sich.

6. Fette und Öle

Die tägliche Fettzufuhr sollte nicht über 20 bis 30 Prozent der gesamten Kalorienaufnahme liegen und zum größten Teil aus mehrfach und einfach ungesättigten Fettsäuren – also hochwertigen Pflanzenölen, Meeresfisch oder Nüssen – bestehen. Gesättigte Fettsäuren aus tierischen Produkten wie Butter, Wurst oder fetten Fleischsorten besser meiden.

7. Süßigkeiten, Zucker und Limonaden

Für alle zuckerreiche Lebensmittel heißt es künftig: So selten wie möglich genießen. Denn sie haben einen hohen glykämischen Index, lösen Heißhunger aus und stoppen die Fettverbrennung in den Zellen.

Tipp

Gesundes für die Pfanne

Pflanzenöle sind ein Muss für jeden, der abnehmen will. Oliven- und Rapsöl sollten Sie zum Braten verwenden. Da beide Öle reichlich einfach ungesättigtes Fett liefern, kann man sie gut erhitzen. Gut zur Abwechslung: Sesam-, Walnuss- oder Sonnenblumenöl.

→ Schritt 2:

Fett und Zucker meiden

Wenn Fett und einfache Kohlenhydrate gemeinsam verzehrt werden, wird es fatal. Warum? Ganz einfach: Unser Körper ist nicht in der Lage, diese beiden Nährstoffe gleichzeitig zu verbrennen. Was passiert? Der Körper holt sich die Energie immer zuerst aus den einfachen Kohlenhydraten: dem Zucker, dem Weißbrot, der Kartoffel oder der Nudel. In dieser Zeit werden die Fette aus Sauce, Butter oder Wurst – dank dem Dickmacherhormon Insulin – in den Zellen eingelagert und müssen dort so lange bleiben, bis keine Kohlenhydrate mehr verarbeitet werden. Doch dazu kommt es häufig gar nicht: Bevor die als Notreserve gelagerten Fette angetastet werden, haben wir meist schon wieder für Nachschub, in Form von einfachen Kohlenhydraten aus süßem Nachtisch, Zucker im Kaffee, Fruchtsaft, Cola oder Keksen, gesorgt. Mit der Folge, dass die Fette auf den Hüften liegen bleiben.

Von Fettpunkten und Zuckerteufeln: die intelligente Strategie

Natürlich bringt es nichts, Fett und Kohlenhydrate komplett vom Speiseplan zu streichen, denn das hat ebenso wenig mit einer gesunden Ernährungsweise zu tun. Es kommt einfach nur darauf an, den Körper mit den guten (komplexen) Kohlenhydraten aus Obst, Gemüse und Vollkornprodukten und den wertvollen Pflanzenfetten zu versorgen. Und zwar mit genau so vielen, wie der Körper braucht.

Um Ihnen den Umgang mit Kohlenhydraten und Fetten zu erleichtern, sprechen wir künftig nicht mehr von komplexen Kohlenhydraten, dem glykämischen Index oder ungesättigten Fettsäuren (viel zu kompliziert ...), sondern von Fettpunkten und Zuckerteufeln. Diese beiden Bezeichnungen sind ab jetzt die Richtlinien, an die Sie sich halten müssen. So können Sie ganz einfach und ohne mühsames Kalorienzählen Ihr persönliches Wunschgewicht erreichen. Dank dem flexiblen Punktesystem haben Sie von Tag zu Tag Spielraum für gelegentliche Überschreitungen. Sie brauchen nur Ihr Ziel pro Woche zu erreichen.

Die Zuckerteufel

Alle Lebensmittel und Rezepte in diesem Buch sind mit so genannten Zuckerteufeln bewertet. Je mehr Zuckerteufel, desto mehr schnell verwertbare Kohlenhydrate mit einem hohen glykämischen Index sind enthalten. Diese Zuckerteufel zählen Sie künftig mit und tragen die Gesamtzahl in Ihr persönliches Abnehmkonto ein. Pro Tag dürfen Sie 5 Zuckerteufel, bis zum Ende der Woche insgesamt 35 Zuckerteufel verbrauchen. Von Lebensmitteln, die keine Zuckerteufel enthalten, dürfen Sie essen, soviel Sie wollen, denn sie belasten den Blutzuckerspiegel kaum und lenken den Stoffwechsel in Richtung »schlank«.

Die Fettpunkte

Um abzunehmen, empfiehlt die DGE, nicht mehr als 50 Gramm Fett pro Tag zu essen. Das entspricht etwa 50 Fettpunkten pro Tag bzw. 350 Fettpunkten pro Woche. Es ist gut, wenn Sie Fettpunkte einsparen und für einen Restaurantbesuch oder eine geplante Essens-Einladung aufbewahren. Doch bitte achten Sie darauf, pro Tag nicht weniger als 30 Gramm Fett, also 30 Fettpunkte, aufzunehmen. Diese Menge benötigt Ihr Körper nämlich, um lebenswichtige Körperfunktionen zu erhalten und auch, damit Sie sich glücklich, zufrieden und fit fühlen.

Clever ausgleichen – mit Bonuspunkten

Es ist nicht schlimm, wenn Sie an manchen Tagen etwas mehr als die »Tagesration« Zuckerteufel oder Fettpunkte aufnehmen, denn Sie haben die Möglichkeit »kleine Sünden« wieder auszubügeln. Das schaffen Sie entweder, indem Sie am nächsten Tag etwas kürzer treten und beim Essen einfach Punkte einsparen. Es hilft aber auch, wenn Sie ein bisschen mehr Sport treiben oder (das wird Sie sicher wundern ...) indem Sie sich einfach nur entspannen: Denn alles, was dem Körper gut tut, hilft Ihnen beim Abnehmen mit.

Jeden Tag bekommen Sie Vorschläge aus den Bereichen Wellness, Sport und Bewegung geliefert, mit welchen Sie so genannte Bonuspunkte erarbeiten können. Haben Sie 100 Bonuspunkte gesammelt, so können Sie diese einlösen. Das bedeutet, Sie können sich an einem Jokertag etwas ganz Besonderes gönnen: zum Beispiel einen Restaurantbesuch, eine ausgelassene Party oder einen faulen Abend vor dem Fernseher. Überlegen Sie sich in Ruhe, womit Sie sich belohnen und Glücksgefühle wecken möchten: vielleicht mit einem neuen Parfum, einer neuen CD oder einem Kinobesuch ... Ihnen fällt sicher genügend ein.

Sie haben aber auch die Möglichkeit, die Bonuspunkte gegen Fettpunkte und/oder Zuckerteufel einzutauschen. Wenn Ihnen zum Beispiel nach einem zweiten Stück Pizza (Rezept Seite 127) ist, wenn Sie am Vorabend zu viel Kekse genascht haben oder ein Kaffee-und-Kuchen-Kränzchen bei Ihrer Großtante ansteht. Lösen Sie die gesammelten Bonuspunkte nicht innerhalb von sieben Tagen ein, verfallen diese und (... das macht auch nichts!) Sie werden womöglich etwas schneller abnehmen. Das Gute an dem Punkte-Prinzip: Sie sind vollkommen flexibel und können sich Ihre Diät individuell genau so gestalten, wie es für Sie am günstigsten passt. Wählen Sie selbst, ob Sie das 4-Wochen-Programm »sanft oder turbo« gestalten wollen.

Mein ganz persönlicher Abnehmplan

- Sie haben täglich eine bestimmte Anzahl an **Fettpunkten (50 Stück)** und **Zuckerteufeln (5 Stück)** zu Verfügung. Sie müssen sich aber nicht jeden Tag akribisch daran halten. Wenn Sie einmal Ihr Budget überziehen, tragen Sie diese Punkte einfach schon für den nächsten Tag ein und achten darauf, die erlaubte Menge für die gesamte Woche nicht zu überschreiten (die **Wochenpläne** finden Sie in den Außenklappen des Buches).
- Im Gegensatz zu den Zuckerteufeln ist es bei den Fettpunkten wichtig, eine bestimmte **Mindestmenge** von 30 Fettpunkten pro Tag nicht zu unterschreiten.
- Haben Sie **100 Bonuspunkte** (durch Sport, Bewegung oder Wellness) gesammelt, haben Sie sich einen Jokertag verdient und können sich etwas ganz Besonderes gönnen.
- Sie können auch **Fettpunkte** (nicht mehr als 20 Stück pro Tag) und **Zuckerteufel** (maximal 5 Stück pro Tag) sparen, die Sie dann für bevorstehende Einladungen oder Restaurantbesuche einsetzen können. Wichtig: Brauchen Sie diese Punkte innerhalb einer Woche auf, sonst verfallen sie!
- **Sport bringt einen Extrabonus**: Je mehr Sie sich bewegen, desto mehr Bonuspunkte haben Sie letztlich zur Verfügung (siehe Seite 40).
- **Freie Lebensmittel**: Obst und Gemüse sowie Mineralwasser schlagen weder auf dem Fettpunkte- noch auf dem Zuckerteufelkonto zu Buche. Hiervon können Sie essen bzw. trinken, soviel Sie möchten.

Tipp

Hilfreicher Begleiter

Ab Seite 150 finden Sie eine große Lebensmitteltabelle. Mit diesen Angaben können sie die Fett- und Zuckermenge auch im Auge behalten, wenn Sie unterwegs etwas essen. Und nach einiger Zeit werden Sie im Kopf haben, wie viele Fettpunkte und Zuckerteufel Ihre »Lieblings-Lebensmittel« haben. Und Sie können sich das Nachschlagen sparen.

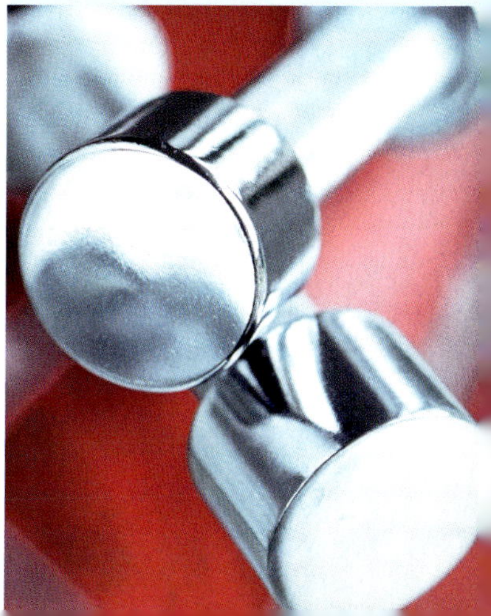

Step by step

Wochenübersicht

Im Tagebuch ab Seite 60 können Sie jeden Tag die verbrauchten Fettpunkte, Zuckerteufel und Bonuspunkte eintragen. Im Wochenüberblick in den Außenklappen des Buches haben Sie zusätzlich die Möglichkeit, die Punkte für die ganze Woche einzutragen und auszuwerten. Es kommt schließlich nicht unbedingt darauf an, sich jeden Tag genau an die Vorgabe zu halten. Entscheidend ist die gesamte Punktzahl am Ende der Woche.

Schritt 3:

Der Gute-Laune-(Fitness-)Plan

Wenn Sie abnehmen möchten, gehört ein gewisses Maß an Sport einfach dazu. Sonst nützt auch die beste Diät nichts. Das ist nun mal so! Denn nur so kommt der Stoffwechsel in Gang und Fett kann verbrannt werden. Wer stattdessen den ganzen Tag im Büro sitzt und den Abend am liebsten auf der Coach verbringt, verbrennt weniger Kalorien. Wie sieht es bei Ihnen aus? Sind Sie eher der »bequeme« oder eher der »aktive« Typ? Finden Sie es mit Hilfe des Bewegungs-Checks auf Seite 147 heraus.

Bewegen Sie sich!

Eines ist auch klar: Bewegen werden Sie sich nur dann, wenn Ihnen die Sportart auch Spaß macht. Unser Körper braucht Bewegung und Sport. Das hält ihn fit, gesund, jung und schön. Doch Sport kann noch mehr. Er macht glücklich und hebt das Selbstwertgefühl – so die Erkenntnis neuester wissenschaftlicher Untersuchungen.

Frauen, die körperlich aktiv sind, fühlen sich insgesamt besser und klagen weniger über Stress und Erschöpfung. Der Grund: Das Gefühl, Kontrolle über den eigenen Körper zu haben, macht stark. Außerdem werden durch regelmäßige Fitness die Glückshormone Serotonin und DHEA (Dehydroepiandrosteron) ausgeschüttet.

Welche Sportart passt zu mir?

- **Walking:** Das Gehen in kleinen, schnellen Schritten ist die einfachste Art, um in Schwung zu kommen. Sie brauchen nur ein paar bequeme Sportschuhe und können sofort loslegen. Die Arme schwingen dabei rhythmisch zu den Beinen mit. Die Ellenbogen sind um circa 90 Grad angewinkelt. Ideal für Einsteiger und Menschen mit Knie- oder Rückenproblemen.
- **Nordic Walking:** Hier sind Sie mit zwei Stöcken unterwegs. Durch den zusätzlichen Armeinsatz erhöht sich der Kalorienverbrauch im Vergleich zum normalen Walken um etwa 40 Prozent. Ideal für fortgeschrittene Walker und Menschen mit Knie- oder Rückenproblemen.
- **Joggen:** Der Klassiker ist ideal im Kampf gegen die Pfunde, denn man verbrennt mehr Kalorien als beim Radeln oder Schwimmen. Allerdings belastet er – vor allem auf Asphaltstrecken – die Gelenke. Wer lange unsportlich war, muss seine Kondition erst wieder ganz langsam steigern. Ideal für alle, die gerne in der Natur unterwegs sind und das Gefühl genießen, kilometerweit vor sich hin zu traben.
- **Radfahren:** Lange nicht so effektiv wie Laufen oder Walken. Das liegt am Oberkörper – der bleibt unbewegt und hilft nicht beim Fettverbrennen. Einen entscheidenden Vorteil hat das Radfahren: Es schont die Gelenke und lässt sich problemlos in den Alltag integrieren. Wenn Sie täglich mit dem Rad zur Arbeit fahren, bringt das schon eine ganze Menge.
- **Schwimmen:** Eine tolle Möglichkeit, den Körper auf die sanfte Art in Form zu bringen und den Rücken zu stärken. Durch den Auftrieb im Wasser werden die Gelenke kaum belastet. Wem das Bahnenziehen auf Dauer zu langweilig ist, der wählt andere Wassersportarten wie Aquajoggen oder Watsu. Macht Spaß und bringt den Stoffwechsel langsam auf Touren.
- **Inlineskaten:** Ein Training, das Sie nicht ungeübt beginnen sollten, sondern nur nach Einweisung durch einen Trainer. Die Gefahr sich Bänder zu reißen oder die Knochen zu brechen ist einfach zu groß. Entscheidender Vorteil: Beim Inlineskaten verbrauchen Sie fast so viel Kalorien wie beim Squash – an die 400 in einer halben Stunde.

Tipp

Der optimale Fettverbrennungspuls

Ausdauersportarten wie Radfahren, Schwimmen oder Laufen kurbeln die Fettverbrennung an. Sie müssen nur das richtige Tempo finden. Schlägt das Herz zu schnell, holt sich der Körper die Energie nicht mehr aus den Fettreserven. Der optimale Trainingspuls liegt bei circa 120 bis 140 Schlägen pro Minute. Mit einem Pulsmesser können Sie Ihren Puls einfach ablesen.

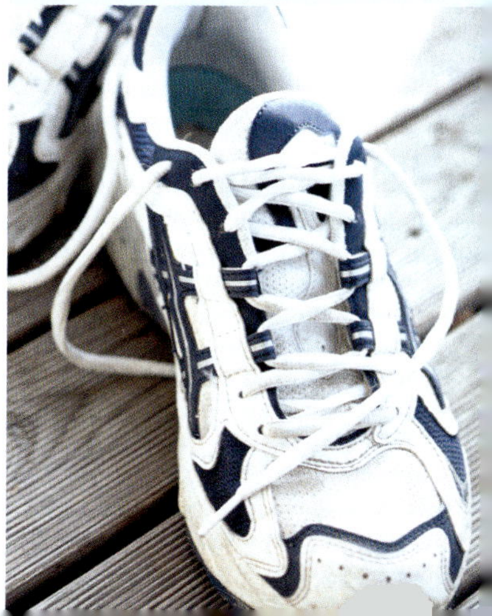

Bewegung macht glücklich

Wer viel Sport treibt, wird belohnt. Und zwar mit Bonuspunkten. Diese können Sie gegen Fettpunkte oder Zuckerteufel eintauschen oder nutzen, um sich ein zusätzliches Essvergnügen an Ihrem Jokertag zu ermöglichen. Oder Sie lassen sie verfallen und beschleunigen so das Abnehmen.

Sportart	Das bringt Bonuspunkte			
	15 Minuten	30 Minuten	45 Minuten	60 Minuten
Badminton	10	20	30	40
Basketball	15	30	45	60
Bergwandern	13	26	39	52
Fußball	15	30	45	60
Golf	9	18	27	36
Gymnastik	7	14	21	28
Inlineskaten	22	44	66	88
Laufen/Joggen	21	42	63	84
Radfahren	11	22	33	44
Schwimmen	18	36	54	72
Spazierengehen	7	14	21	28
Squash	23	46	69	92
Tanzen	5	10	15	20
Tennis	12	24	36	48
Volleyball	6	12	18	24
Walking	9	18	27	36
Zirkeltraining	20	40	60	80

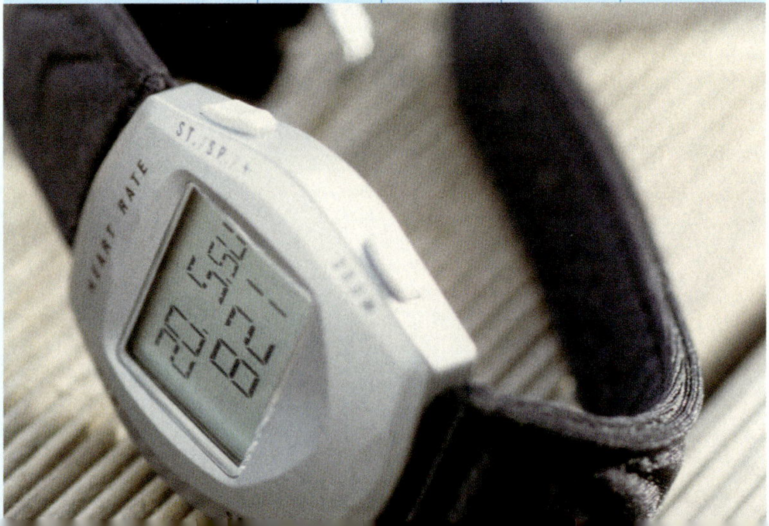

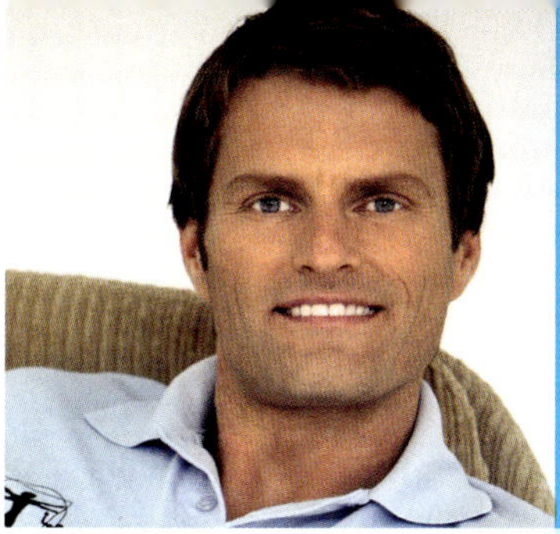

Interview

Dieter Grabbe, Personal Coach und Direktor der Health & Wellfit Group/München, ist als Coach für Leistungssportler europaweit bekannt.

→ Manchen fällt es schwer, sich zum Sport aufzuraffen. Was hilft?

Bei einigen Menschen muss die Begeisterung für Bewegung erst geweckt werden. Da hilft es oft schon, sich mit einem Gleichgesinntem zusammenzuschließen. So haben Sie immer jemanden, der Sie mitzieht, wenn Sie mal keine Lust haben.
Nach ein paar Wochen wird der Körper sein Belohnungssystem aktivieren: Das Gehirn schüttet den Glücksbotenstoff Dopamin aus, was die Stimmung hebt und motiviert weiterzumachen.

→ Oft scheitern sportliche Aktivitäten daran, dass der Alltag mit Terminen vollgepackt ist.

Wer nach Hause kommt und die Beine hochlegt, wird meist noch träger. Am besten ist, man zieht gleich die Sportschuhe an und legt los. Noch besser: Nehmen Sie die Sporttasche gleich mit ins Büro. Setzen Sie sich feste Termine und lassen keine faulen Ausreden wie Regenwetter zu. Sie wissen ja: »Es gibt kein schlechtes Wetter, sondern nur die falsche Kleidung!« Für triftige Gründe sollten Sie immer einen Ausweichtermin parat haben.

→ Warum ist Bewegung beim Abnehmen so wichtig?

Wer sich mehr bewegt, verbrennt auch mehr Kalorien, kann also entweder mehr essen, ohne zuzunehmen, oder gleich viel essen und nimmt dabei automatisch ab. Außerdem wird durch Sport der Stoffwechsel aktiviert, das Immunsystem gestärkt und das allgemeine Wohlbefinden verbessert. Alles Dinge, die den Abnehmprozess positiv unterstützen. Ganz nach dem Motto: »Wer sich bewegt, wird viel bewegen ...«

Step by step

→ Schritt 4:

Frühstück nicht vergessen

Gehören Sie auch zu den Menschen, die morgens ohne Frühstück aus dem Haus hetzen und die erste Mahlzeit des Tages überspringen, um Zeit oder Kalorien zu sparen? Tatsächlich ist aber meist das Gegenteil der Fall. Denn wie zahlreiche Studien beweisen, haben Frühstücksabstinenzler viel häufiger mit ihrem Gewicht zu kämpfen. Woran das liegt? Ganz einfach: Nach dem Aufstehen sind die Energiespeicher leer, der Blutzuckerspiegel ist im Keller. Mit Hilfe der Morgenmahlzeit kommen Sie schneller in die Gänge, Kreislauf, Verdauung und Stoffwechsel werden angekurbelt. Und das Beste: Ihr Magen wird sich sicherlich erst zur Mittagszeit mit einem sanften Knurren bemerkbar machen. Was dazu führt, dass Sie tagsüber viel seltener zu ungesunden Snacks greifen und so Kalorien sparen.

Was mein Körper morgens braucht

Zu opulent sollte das Frühstück allerdings nicht sein. Denn Eier mit Speck belasten nicht nur die Verdauung, sie kurbeln auch die Produktion von Botenstoffen an, die Appetit auf mehr Fettes machen. Leckere und gesunde Frühstücksideen finden Sie ab Seite 107 (weitere Zutaten in der großen Lebensmitteltabelle ab Seite 150).

Klassische Frühstücksgewohnheiten auf dem Prüfstand

● Fettpunkte ■ Zuckerteufel

	Gericht / Lebensmittel	●	■
	Cappuccino mit 1 TL Zucker:	3	1
besser:	**→ Milchkaffee ohne Zucker:**	**2**	**0**
	Fertigkakao (150 ml):	11	4
besser:	**→ fettarme Milch mit echtem Kakao (150 ml):**	**4**	**1**
	Orangensaft (200 ml):	0	4
besser:	**→ frisch gepresster Orangensaft (200 ml):**	**0**	**0**

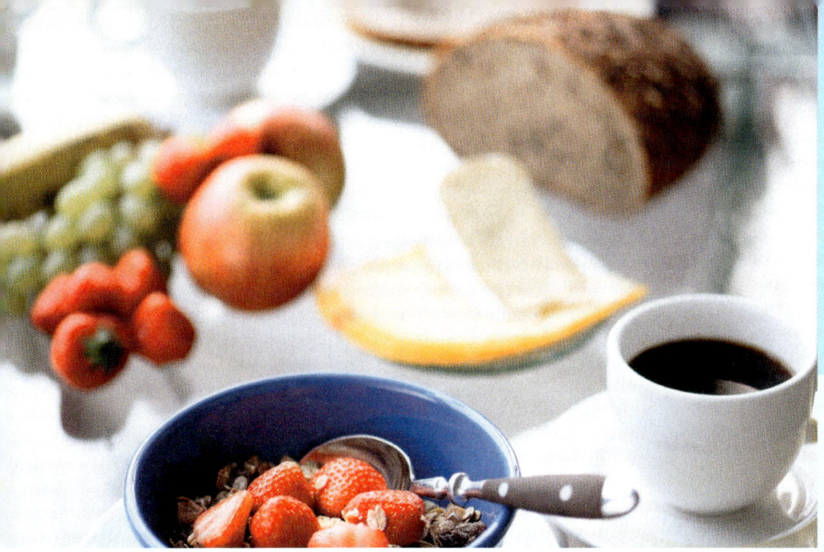

	Gericht / Lebensmittel	💧	■
	Schokodonut (Stück):	19	3
besser:	**➔Schokomuffin (Stück):**	**13**	**2**
	Apfelgebäck (Rührteig; Stück):	12	7
besser:	**➔Apfelgebäck (Hefeteig; Stück):**	**4**	**6**
	Butterbrezel (Stück):	18	5
besser:	**➔Brezel (Stück):**	**1**	**5**
	Schoko-Croissant (60 g):	18	6
besser:	**➔Croissant (45 g):**	**12**	**4**
	Schinken-Käse-Croissant (ein kleines):	18	5
besser:	**➔Vollkornbrot mit Schinken (Stück):**	**15**	**0**
	Spiegelei (Stück):	9	0
besser:	**➔Frühstücksei (Stück):**	**7**	**0**
	Eier mit Speck (Portion; 70g):	10	0
besser:	**➔Rührei (Portion; 70 g):**	**9**	**0**
	Joghurt (3,5 % Fett; 150 g):	5	0
besser:	**➔Joghurt fettarm (150 g):**	**2**	**0**
	Cornflakes (30 g):	0	6
besser:	**➔Vollkorn-Haferflocken (30 g):**	**3**	**0**
	Schokomüsli (75 g):	8	5
besser:	**➔Früchtemüsli ohne Zucker (75 g):**	**4**	**0**
	Weißbrot (30 g):	1	4
besser:	**➔Vollkornbrot (45 g):**	**1**	**0**
	Toastbrot (30 g):	1	3
besser:	**➔Vollkorntoastbrot:**	**1**	**0**
	Camembert (30 g):	7	0
besser:	**➔Harzer Käse (30 g):**	**1**	**0**
	Marmelade (1 EL):	0	2
besser:	**➔Fruchtaufstrich (1 EL):**	**0**	**1**
	Salami (30 g):	10	0
besser:	**➔Kochschinken (30 g):**	**1**	**0**

Tipp

Macht Kaffee schlank?

Heiß geliebt und viel getrunken: Kaffee. Zwei Tassen können Sie sich als Wachmacher ruhig leisten. Denn Koffein, so beweisen neue Studien, hilft die Fettverbrennung in den Zellen anzuregen. Den Löffel Zucker allerdings müssen Sie sich sparen. Sonst ist der ganze Schlankheitseffekt dahin.

→ Schritt 5:

Regelmäßig essen

Fassen wir also noch einmal zusammen: Die richtige Menge und Kombination von Lebensmitteln garantieren eine kontinuierliche Energieversorgung. Doch auch Zeitpunkt und Häufigkeit des Essens sind wichtig.

So genieße ich wenig und oft

Durch regelmäßig über den Tag verteilte kleine Snacks und Mahlzeiten können Sie Ihren Blutzuckerspiegel konstant halten. Sie sind länger satt und vermeiden so Heißhungerattacken. Am besten ist es, den ganzen Tag über alle drei bis vier Stunden etwas zu essen: Frühstück, Mittag- und Abendessen sowie zwei Snacks zwischendurch. Nur so bleibt der Blutzucker in Balance, und Sie werden nicht in Versuchung geführt, unnötige Dickmacher zu verspeisen.

Ständig im Stress

Das Problem ist häufig nicht, was wir essen, sondern auch wie viel. Untersuchungen zeigen: Wir nehmen heute im Schnitt 20 Prozent mehr Energie auf als noch vor 20 Jahren. Der Grund?

Ihre Energiekurve im Tagesverlauf

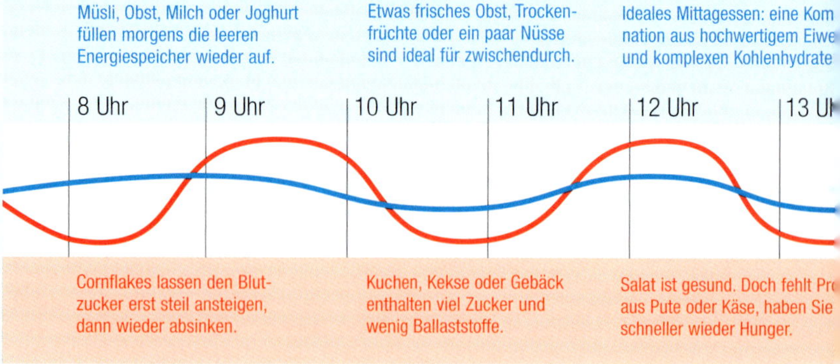

Die dunkelblaue Linie im Diagramm zeigt die Höhen und Tiefen, die man innerhalb eines Tages erlebt. Die hellblaue Linie veranschaulicht, wie der Verzehr der richtigen

Die Portionen, besonders die zum Mitnehmen, werden immer größer. Was noch hinzukommt: Wir haben keine Zeit! Oft schlingen wir die Mahlzeiten inmitten eng gesteckter Termine herunter, ohne dem Essen richtig Beachtung zu schenken. Schlimmer noch: Wir essen am Schreibtisch, vor dem Fernseher oder sogar im Auto. Das ist fatal, denn nur wenn wir dem Gehirn die Möglichkeit geben, die Mahlzeit als solche wahrzunehmen, landet die Nachricht »Ich habe etwas gegessen und habe dadurch reichlich Kalorien aufgenommen« auch dort. Alles was nebenbei, unterwegs hinuntergeschlungen wird, kann nicht richtig registriert werden. Die Folge: Sie haben viel schneller wieder Hunger.

Zeit nehmen lohnt sich

Auch wenn Ihr Terminkalender noch so voll ist, nehmen Sie sich Zeit, um mittags etwas zu essen. Essen Sie zu Hause, in der Kantine, oder gehen Sie ins Restaurant, wenn Sie mögen – Hauptsache, Sie genießen. Zugegeben, ganz so locker sollten Sie das mit dem Genießen nun auch wieder nicht sehen, denn gerade in Restaurants und Kantinen wird oft ohne Rücksicht auf Fett und Kalorien gekocht. So enthalten diese Gerichte nach Expertenmeinung rund ein Viertel mehr Fett als zu Hause zubereitete Speisen. Das summiert sich: 200 Kalorien zu viel am Tag bringen pro Jahr knapp elf Zusatzkilos auf die Hüften. Deshalb lautet die Devise in Restaurant und Kantine: bewusst und gezielt auswählen.

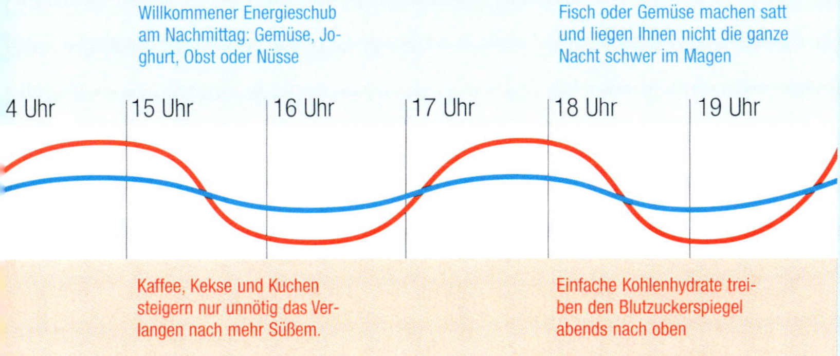

Lebensmittel zur richtigen Zeit hilft, diese Tiefpunkte zu vermeiden und den Energielevel konstant zu halten.

Tipp

Schlank trotz Stress

In Stress-Situationen essen wir oft nebenbei – ohne es zu merken. Kaugummi kauen hilft. Denn Pfefferminze erfrischt den Geist, Zimt stillt (zumindest kurzfristig) den Hunger. Auch gut: Beim Telefonieren aufstehen, Toilette im anderen Stockwerk benutzen oder mittags eine Runde joggen gehen. Die Bewegung lenkt ab.

Schlank essen außer Haus

Sie können Mittag- oder Abendessen problemlos gegen eines der folgenden Restaurantgerichte austauschen. Achten Sie aber – wie immer – auf Fettpunkte und Zuckerteufel und notieren diese in Ihrem Tagebuch.

♦ Fettpunkte ■ Zuckerteufel

	Deutsche Küche (Angaben pro Portion)	♦	■
	Wiener Schnitzel mit Pommes	22	10
besser:	**→Putenschnitzel mit Salzkartoffeln**	**5**	**5**
	Panierter Fisch mit Bratkartoffeln	23	13
besser:	**→Forelle mit Vollkornreis**	**6**	**0**
	Hühnerfrikassée	47	2
besser:	**→1/2 Grillhähnchen**	**19**	**0**
	Gänsebraten mit Sauce und Knödeln	32	7
besser:	**→Hähnchenbrust mit Vollkornreis, Gemüse**	**9**	**0**

	Italienische Küche (Angaben pro Portion)	♦	■
	Meeresfrüchterisotto	8	5
besser:	**→Fischsuppe**	**7**	**0**
	Spaghetti carbonara	31	4
besser:	**→Vollkorn-Spaghetti Napoli (mit Tomatensauce)**	**6**	**0**
	Lasagne	42	4
besser:	**→Spaghetti bolognese**	**14**	**4**
	Pizza mit Gorgonzola	39	5
besser:	**→Vollkorn-Pizza mit Gemüse**	**12**	**0**

	Asiatische Küche (Angaben pro Portion)	♦	■
	Frühlingsrolle (150 g)	19	4
besser:	**→Chinesische Gemüsesuppe**	**2**	**0**
	Satéspieße mit Erdnuss-Sauce	36	1
besser:	**→Thailändische Hühnersuppe**	**3**	**0**
	Ente gebacken süß-sauer mit Reis	47	5
besser:	**→Hähnchenbrust mit Gemüse, Vollkornreis**	**9**	**0**
	Frittiertes Gemüse	33	4
besser:	**→Sushi (6 Stück)**	**2**	**0**

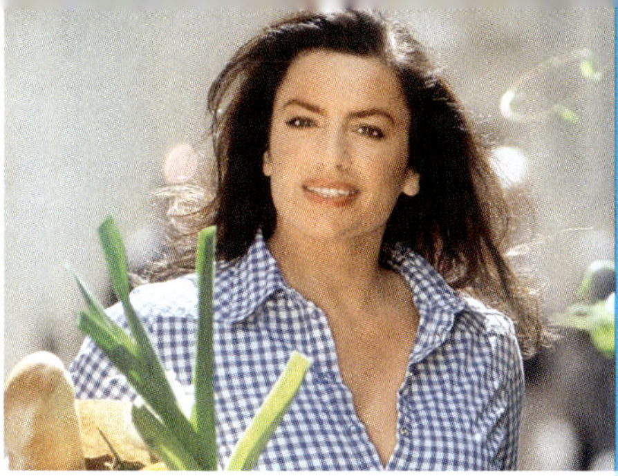

Interview

Christine Neubauer, Schauspielerin und Autorin der »Vollweib-Diät« bekennt sich zur kulinarischen Lebenslust. Ihre Erfolgsformel für Genuss und eine schlanke Figur ist die leichte Küche.

→ Sie sind viel unterwegs. Was essen Sie, um schlank zu bleiben?

Im Restaurant rühre ich den Brotkorb nicht an. Das Weißbrot mit Butter ist total überflüssig und schadet nur der Figur. Die einzige Alternative wäre Vollkornbrot.
Beim Lesen der Speisekarte checke ich die Gerichte genau nach ihren Zutaten und der Zubereitung ab. Ich bestelle am liebsten Fisch oder Huhn mit Salat oder Gemüse. Den Fisch oder das Fleisch bevorzuge ich gegrillt und nicht paniert! Auf Beilagen wie Reis, Pommes und Kartoffeln verzichte ich meistens.
Ich liebe aber die italienischen Pasta-Gerichte. Da man in Lokalen kaum Vollkornprodukte bekommt, bestelle ich nur die original italienischen Nudeln aus Hartweizengries.

→ In Stress-Situationen greifen viele Menschen zu Schokolade & Co. ... Sie auch?

Kann schon mal passieren, aber zum Glück gibt es ja weniger kritische Streicheleinheiten für die Seele. Meine süße Rettung heißt Herren-Schokolade. Bei einem Kakaogehalt von mehr als 70 Prozent ist der glykämische Index niedrig und vertretbar. Gummibärchen rangieren auf Platz zwei, weil sie fettfrei sind. Manchmal muss es aber auch salzig sein, dann helfen Salzstangen, Salzbrezeln oder Reisgebäck – sie enthalten wenig Fett.

→ Sie kommen nach einem langen Arbeitstag nach Hause. Was kochen Sie?

Wenn es ganz schnell gehen muss, am liebsten Pasta: Spaghetti all' Arrabbiata! Die mache ich mit links. Etwas Knoblauch und Olivenöl anschwitzen, mit passierten Tomaten aufgießen, mit Chili würzen und mit den Pasta vermengen. Den letzten Kick bringt frisch geraspelter Parmesan, frische Kräuter oder ein paar Pinienkerne. Das Ganze ist in maximal 10 Minuten fertig.

Schritt 6:

Ausreichend trinken

Gesunde Ernährung hat nicht nur etwas mit Essen zu tun, sondern auch mit Trinken. Kein einziger der in den Lebensmitteln enthaltenen Nährstoffe würde je seinen Bestimmungsort erreichen, wenn er nicht durch Wasser dorthin transportiert würde. Wasser ist der wichtigste Grundbaustein unserer Nahrung. Denn unser Körper besteht zu 60 bis 70 Prozent aus Wasser. Täglich durchströmen rund 2000 Liter die Nieren und das in gerade mal 24 Stunden. Wasser reguliert die Körpertemperatur, die Nierentätigkeit, den Mineralstoffhaushalt und schwemmt Schlacken aus.
Tatsache ist: Die meisten von uns trinken zu wenig. Wie eine aktuelle Umfrage des Emnid-Instituts ergab, nehmen sogar mehr als die Hälfte der Deutschen weniger als zwei Liter Flüssigkeit pro Tag zu sich. Doch das wäre die Menge, die unser Körper braucht, um alle Stoffwechselvorgänge in Gang zu halten. Wer nicht genug trinkt, reduziert seinen Energiestoffwechsel um drei bis fünf Prozent. Das macht einige Kilo Fett im Jahr.

Tipp

Wasser marsch!

Stellen Sie Ihre tägliche Wasserration gleich morgens bereit, am besten an einen Platz, wo Sie mehrmals am Tag vorbeikommen: in der Küche oder im Büro. Auch kleine Merkzettel am Computer oder Kühlschrank helfen dabei, dass Sie auf Ihre zwei bis drei Liter kommen.

Schluck für Schluck in Richtung schlank

Trinken Sie über längere Zeit zu wenig, verspüren Sie erst viel später ein Durstgefühl. Der Körper hat sich bereits auf die geringe Menge eingestellt. Das ist fatal, denn wenn wir Durst haben, ist die Wasserbilanz des Körpers bereits im Minus. Er drosselt die Stoffwechselrate, speichert das Wasser im Gewebe und lässt uns aufgeschwemmt aussehen. Sie können den Körper jedoch wieder auf ein stärkeres Durstgefühl trainieren. Versuchen Sie – ab heute – jede Stunde ein Glas Wasser zu trinken, so merkt der Körper, dass die Not vorbei ist und baut die Depots im Gewebe ab. Sie werden den Unterschied nach etwa zwei Wochen bemerken: Der Körper gewöhnt sich an die ausreichende Flüssigkeitszufuhr und bedankt sich hierfür mit strahlendem Aus-

sehen. Hat sich bei Ihnen bereits viel Gewebewasser abgelagert, nehmen Sie – allein durch das Trinken – ein bis zwei Kilo ab. Ganz abgesehen davon, dass Wasser im Magen den Appetit drosselt.
Trinken Sie genügend? Und das Richtige? Der Trink-Check auf Seite 147 hilft Ihnen, das herauszufinden.

Getränke-Check

Ideale Durstlöscher sind Mineralwasser, ungesüßte Früchtetees sowie Fruchtsaftschorlen. Limonade und Cola enthalten reichlich Zucker:

Getränk (200 ml)	Enthaltener Zucker	= Stück Würfelzucker	Zuckerteufel
Wasser*	0 g	0	0
Cola light	1 g	0	0
Eistee	16 g	5	3
Apfelsaft	20 g	7	4
Orangensaft	20 g	7	4
Limonade	25 g	9	7
Cola	25 g	9	7

*(oder ungesüßter Tee)

→ Schritt 7:

Bewusst genießen

Es ist unsinnig, sich bestimmte Speisen zu verbieten. Rigide Verbote, wie »nie mehr Schokolade essen« sind auf Dauer einfach nicht durchzuhalten. Das haben zahlreiche Untersuchungen gezeigt. »Nie mehr« ist schon passé, wenn ein einziges Stück Schokolade auf unserer Zunge zerschmilzt. »Jetzt ist es auch egal«, sagt dann der Kopf, und wir verspeisen vor lauter Heißhunger gleich die ganze Tafel. Die Folge: Wir werden von Gewissensbissen geplagt, ärgern uns über uns selber und machen uns Vorwürfe, dass wir wieder einmal nicht in der Lage waren, standhaft zu bleiben.

Step by step

Step by step

Warum Verbote nichts bringen

Je strenger Sie zu sich selbst sind, desto größer ist die Wahrscheinlichkeit, dass in bestimmten Situationen – im Restaurant, bei Essens-Einladungen oder beim Einkaufsbummel – Ihr eiserner Wille versagt und Sie unkontrolliert über die Stränge schlagen. Erlauben Sie sich stattdessen eine bestimmte Menge pro Woche und genießen Sie die, wenn Ihnen danach ist.
Sie werden sehen, die guten Vorsätze sind viel leichter einzuhalten, wenn Sie sich ab und zu Spielraum für unvorhergesehene Genussmomente lassen. In der Wissenschaft bezeichnet man das als »flexible Kontrolle«.
Notieren Sie die so verbrauchten Fettpunkte und Zuckerteufel und sparen diese zum Beispiel beim nächsten Mittagessen wieder ein oder bewegen Sie sich einfach mehr. Hauptsache, am Ende der Woche stimmt die Bilanz.

Individuelle Vorlieben

Was wir persönlich als lecker empfinden, entscheiden vor allem in der Kindheit geprägte Essvorlieben. Und diese sind von Mensch zu Mensch unterschiedlich. Ob Sie nun am liebsten Schnitzel mit Pommes essen oder bei Wiener Apfelstrudel mit Vanillesauce schwach werden – seien Sie froh, dass Sie die Fähigkeit besitzen zu genießen. Es gibt viele Menschen, die es inzwischen verlernt haben, sich an einem guten Essen zu erfreuen. Schlank und gesund bleiben nämlich nur diejenigen, die jeden Bissen bewusst genießen und dann aufhören zu essen, wenn sie genug haben.

Essen in Gesellschaft

Essen Sie gern allein? Wahrscheinlich nicht, denn der »seelische Nährwert« jeder Mahlzeit steigt, wenn wir einen oder mehrere Tischnachbarn haben. Richten Sie es also so ein, dass Sie wenigstens eine Mahlzeit am Tag mit Freunden, Arbeitskollegen oder der Familie einnehmen. Untersuchungen beweisen: In Gesellschaft essen wir automatisch langsamer und vertragen das Gegessene dann auch besser.

Geschmackstraining

Essen, wenn man hungrig ist, damit aufhören, wenn man satt ist – wenn das doch immer so einfach wäre … Um bewusstes Genießen zu trainieren, hilft folgende Übung:

- → **Achten Sie bei der nächsten Mahlzeit mal darauf, wie sich Ihr Magen anfühlt. Satt oder hungrig? Gereizt oder angenehm entspannt?**
- → **Setzen Sie sich zum Essen hin und widmen Sie den Zutaten Ihre volle Aufmerksamkeit.**
- → **Konzentrieren Sie sich beim Essen auf die Form, die Farbe, den Geschmack und das Aroma der Nahrungsmittel.**
- → **Eine der wichtigsten Regeln beim Abnehmen: Nehmen Sie sich Zeit! Bis das Gehirn die Meldung »satt« erreicht, vergehen etwa 20 Minuten. Essen Sie deshalb langsam und legen Sie Ihr Besteck zwischendurch auch mal ab.**
- → **Prüfen Sie erneut: Wie fühlt sich Ihr Magen an? Hören Sie auf zu essen, wenn Sie angenehm satt sind. Machen Sie diese Übung am besten mehrmals, bis Sie Ihnen in Fleisch und Blut übergegangen ist. Sie werden sehen: So werden Sie ganz automatisch langsamer und weniger essen.**

→ Schritt 8:

Schlank trotz Familie

Für viele scheitert eine Diät bereits am ganz normalen Familienalltag. Kennen Sie das? Sie möchten abnehmen und haben sich kalorienarme Kost verordnet. Keiner kann Sie davon abbringen, jetzt wo Sie sich endlich dazu durchgerungen haben, denken Sie … Aber nur so lange, bis die Kinder oder der Partner nach Hause kommen und nach einer extragroßen Portion Nudeln beziehungsweise nach einem ordentlichen Stück Fleisch verlangen. Und schon sind alle guten Vorsätze vergessen. So kann das mit dem Abnehmen ja nicht funktionieren …

Tipp

Verwöhnen Sie sich!

- Essen Sie nicht im Stehen. Selbst wenn Sie nur eine Kleinigkeit zu sich nehmen möchten.
- Essen Sie immer vom Teller, auch wenn es nur ein Keks ist.
- Und ganz wichtig: Bewirten Sie sich selbst wie einen Gast. Also: Kerze anzünden und Musik zum Essen hören. Am besten entspannende Klassik, denn Rock und Pop machen hungrig.

Die besten Durchhaltestrategien für Familie, Feste und andere Katastrophen ...

Was hilft? Einfach die ganze Familie auf Diät setzen? Keine gute Idee, denn schließlich wollen ja nur Sie abnehmen, und die anderen brauchen ihre tägliche Kalorienzufuhr. Doppelt kochen? Also Pizza für Ehepartner und Kinder und ein Stück fettarmen Fisch für Sie selbst? Das könnte eine Lösung sein, die zwar alle zufrieden stellt, aber viel Zeit kostet. Und die haben Sie sicher nicht, oder? Wie wäre es, nur kleine Häppchen bei den anderen mitzuessen? Etwas Salat, ein bisschen Gemüse oder eine Kartoffel ... Das ist sicher auch keine geeignete Methode, denn sie erfordert sehr viel Disziplin, und Sie laufen Gefahr, sich nicht ausgewogen zu ernähren. Deshalb sind die meisten Rezepte im 4-Wochenplan so entwickelt, dass sie auch Ihrer Familie und Ihrem Partner schmecken werden. Kinder bekommen einfach eine kleinere, Männer eine größere Portion. Findet der vorgegebene Tagesplan absolut keine Begeisterung, können Sie selbstverständlich Gerichte eines anderen Tages übernehmen. Behalten Sie lediglich den Gehalt an Fettpunkten und Zuckerteufeln im Auge und tragen Sie diese in Ihrem Tagebuch ein. Das gilt auch für selbst kreierte Rezepte. Die gängigsten Zutaten finden Sie in der großen Lebensmitteltabelle ab Seite 150.

Die Kunst Nein zu sagen

Zugegeben, es ist verdammt schwer, einer fordernden Schwiegermutter den Sonntagsbraten oder der Kollegin das zweite Stückchen selbst gebackenen Apfelkuchen zu verweigern. Es gibt unzählige Situationen, in denen der Wille anderer einfach stärker ist als unser eigener. »Falsch!«, sagen Ernährungsexperten und raten uns, in solchen Situationen hart zu bleiben und nur das zu essen, was wir selber möchten. Es kostet zwar etwas Überwindung, doch wenn Sie es ein paar Mal geübt haben, geht es fast wie von selbst. Anders ist es allerdings, wenn Sie sich selber für das zweite Stück Kuchen entschieden haben.

Dann dürfen Sie natürlich zugreifen. Behalten Sie aber das Fettpunkte- und Zuckerteufelkonto im Auge und versuchen Sie, sich am nächsten Tag beim Essen etwas zurückzuhalten.

Keine Angst vor Einladungen – so können Sie ohne schlechtes Gewissen genießen

- Bereiten Sie sich vor: Sparen Sie im Laufe des Tages Fettpunkte und Zuckerteufel und verdienen Sie sich durch Sport Bonuspunkte. Das Essen ist die Belohnung dafür.
- Gehen Sie nicht ausgehungert und mit knurrendem Magen zum Fest. Oberstes Gebot: Essen Sie zu Hause eine Kleinigkeit.
- Füllen Sie Ihren Teller mit viel Gemüse und Salat. So ist gar kein Platz mehr für ungesunde Gerichte.
- Trinken Sie viel Mineralwasser oder verdünnte Säfte. Alkohol nur in Maßen.
- Essen und trinken Sie langsam. Ein gefüllter Teller und ein gefülltes Glas schützen Sie vor schnellem Nachschub durch den Gastgeber.
- Sagen Sie freundlich aber entschieden »Nein, danke«, wenn Sie jemand zum Mehressen drängt.
- Ganz wichtig: Genießen Sie das Fest, und ärgern Sie sich um Himmelswillen nicht, wenn Sie ausnahmsweise über die Stränge geschlagen haben.

Tipp

Standhaft bleiben

Schaffen Sie sich einen Schlüsselreiz, der Sie in brenzligen Situationen daran erinnert, Ihre Alternativstrategie zu verfolgen. Das kann zum Beispiel ein Bild davon sein, wie Sie einmal aussehen wollen, ein starkes Zitat aus Ihrem Lieblingslied oder ein einzelnes Stichwort. Irgendetwas, das Sie in schwachen Momenten parat haben, um sich selbst den Rücken zu stärken.

→ Schritt 9: Die Kraft meiner Gedanken

Abnehmen ist Kopfsache. Holen Sie sich also die Unterstützung Ihres Unterbewusstseins und beziehen Sie die Psyche in den Abnehmprozess mit ein. Während Sie Ihren angestrebten Ist-Zustand visualisieren, werden natürliche Schlankhormone produziert, die den Stoffwechsel ankurbeln und den Appetit steuern.

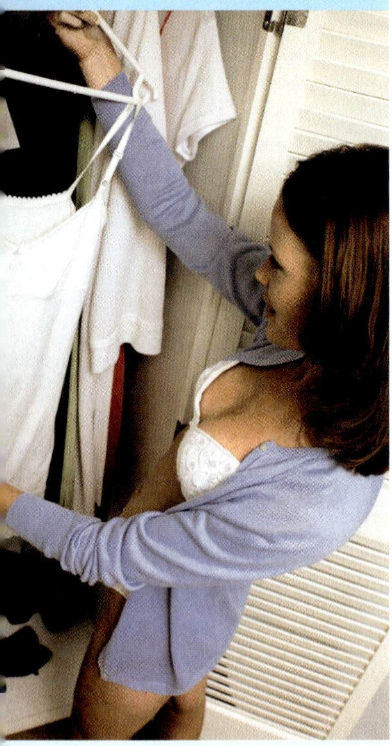

Mentales Schlanktraining

Setzen Sie sich in Ihren Lieblingssessel und schließen Sie die Augen. Stellen Sie sich nun vor, Sie hätten Ihr gewünschtes Gewicht bereits erreicht. Achten Sie darauf, wie Sie aussehen und wie Sie sich bewegen. Studieren Sie dabei Ihren Körper in allen Einzelheiten. Wie möchten Sie sich sehen? In einem kurzen Sommerkleid oder einem engen Anzug? Stellen Sie sich vor, wie einige Freunde dazukommen und Sie begrüßen. Wie verhalten Sie sich? Was wollen Sie fühlen? Stellen Sie sich vor, wie Sie Ihr Lieblingskleid anziehen – und es passt wie angegossen! Sie genießen den weichen und schmeichelnden Stoff auf der Haut. Diese Gedanken sollten Sie täglich mehrmals aufrufen. Dann ist Ihr schlankes Bild ganz fest in Ihnen abgespeichert, und Sie haben ein konkretes Ziel vor Augen.

Klare Botschaften

Nun malen Sie sich intensiv aus, wie sich Ihr Leben durch die schlanke Figur, durch Ihr neues Lebensgefühl positiv verändert. Dann sagen Sie laut und deutlich zu sich: »Ich bin schlank.« »Ich fühle mich in meinem Körper wohl.« Damit tun Sie etwas ganz Entscheidendes: Sie schicken Ihrer rechten Hirnhemisphäre, die fürs Unterbewusstsein zuständig ist, klare Botschaften. Und sie ist der Ort, der Wünsche wahr werden lässt. Denn Wünsche sind Gedanken, und Gedanken erzeugen Realität. Je öfter Sie dieses Ritual wiederholen, desto fester verankern sich die Botschaften im Kopf. Achten Sie darauf, Ihre so genannten Affirmationen (Bestätigungen) immer in der Gegenwart zu formulieren. Denn die Programmierung funktioniert nicht für die Zukunft. Sagen Sie zum Beispiel: »Ich möchte schlank werden«, können Sie unter Umständen sehr lange darauf warten.

Positiv denken

Ganz wichtig ist, dass Sie sämtliche negativen Gedanken rigoros über Bord werfen. Solange diese ständig um Ihre Figur kreisen, werden Sie die Pfunde nie los. Damit sich positive Gedanken und Ihre neuen Ziele nicht verflüchtigen, ist es wichtig, sich diese immer wieder zu vergegenwärtigen. Auf Seite 149 haben Sie Platz, all Ihre positiven Gedanken und Vorhaben einzutragen.

→ Schritt 10: So ändere ich meine Gewohnheiten

10

Was wir essen, ist geprägt von ganz unterschiedlichen Motiven. Ein Beispiel: Sie essen gerade einen knusprigen Schweinebraten mit Knödeln zu Mittag. Das kann verschiedene Gründe haben: Die einfachste Erklärung ist, Sie haben Hunger und in der Kantine gibt es nichts anderes. Vielleicht haben Sie das Gericht aber auch ausgewählt, weil Sie es gerne essen, weil Sie in Bayern aufgewachsen sind, wo dieses »Nationalgericht« zum Sonntagmittag einfach dazugehört. Es kann aber auch sein, dass Sie es essen, weil Sie der Gastgeber dazu gedrängt hat, Sie es Ihrem Partner zuliebe zubereitet haben oder weil dieses Gericht angenehme Erinnerungen und Glücksgefühle bei Ihnen weckt. Eines ist in jedem Fall klar: Nicht immer essen wir, weil wir wirklich Hunger haben.

Essmuster bestimmen

Achten Sie mal darauf, wie oft Sie etwas essen, obwohl der Magen kein bisschen knurrt. Der Schokoladenpudding, der den langweiligen Abend versüßt, die Pizza, die für einen anstrengenden Arbeitstag entschädigt oder die Tüte Chips, die unsere Sorgen vertreibt. Natürlich machen Pizza und Pudding in solchen Situationen Sinn – nur leider keinen besonders figurfreundlichen. Setzen Sie sich deshalb mit Ihrem ganz persönlichen Essmuster auseinander. Notieren Sie, in welchen Situationen Sie über die Stränge schlagen. Essen Sie immer, wenn Sie unter Stress stehen? Wenn der Fernseher läuft oder einfach nur aus Langeweile? Fragen Sie sich dann, was es eigentlich bringt, in dieser Situation viel zu essen. Suchen Sie Trost?

Step by step

Abwechslung? Beruhigung? Blättern Sie vor zu Seite 148. Hier finden Sie heraus, welche Gewohnheiten Sie dringend ändern müssen. Und denken Sie daran, es ist nicht die eine Portion Zuckerwatte auf dem Oktoberfest, die Weihnachtsgans oder das Eis in der Augusthitze, die dick machen. Es geht um falsche Gewohnheiten, die Tag für Tag, 365-mal im Jahr, zu Buche schlagen. Das eine Stück Zucker im Kaffee, die Stress-Schokolade im Büro – aufs ganze Jahr gerechnet, kommt da ganz schön was zusammen. Höchste Zeit also, sich von alten Gewohnheiten zu verabschieden!

Alternativen finden

Eines ist klar: Ihre Pfunde werden nur dauerhaft fernbleiben, wenn Sie lernen, Ihre Wünsche auch ohne Extrakalorien zu befriedigen. Suchen Sie sich Alternativen. Wichtig ist: Die Alternativen müssen ein gleichwertiger Ersatz sein, sie müssen realistisch sein, und außerdem – das ist ganz wichtig – müssen es jeweils drei sein, damit Sie frei wählen können. Sie können ja nicht jedes Mal zur Frustbewältigung eine halbe Stunde durch den Wald joggen. Vielleicht hören Sie stattdessen lieber Musik, gehen ins Kino, lesen ein gutes Buch oder genießen ein duften-

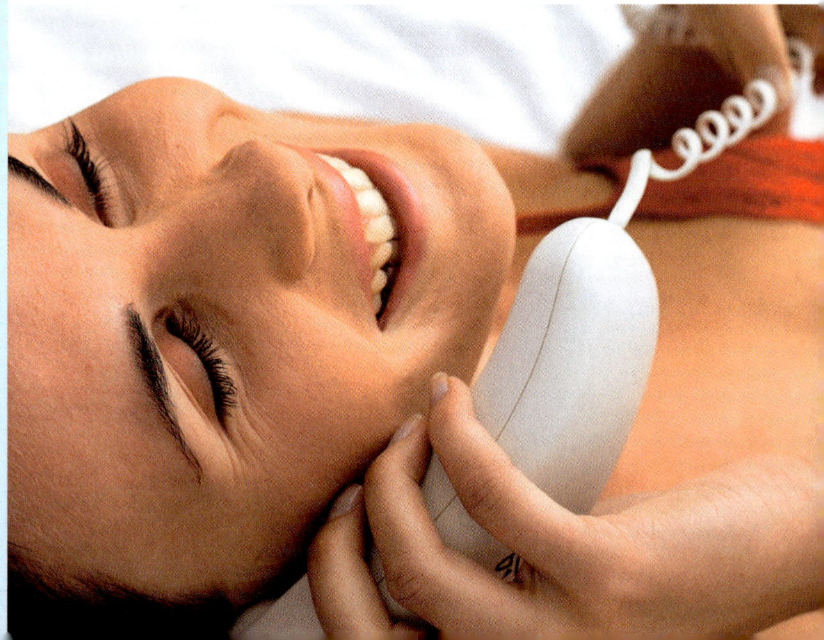

des Bad. Überlegen Sie sich drei Möglichkeiten. Lassen Sie sich Zeit. Allein das Nachdenken darüber, dass Sie auch anders können, ist schon ein großer Schritt in die richtige Richtung.

Kleiner Aufwand, große Wirkung

Gewohnheiten machen das Leben leichter, doch manchmal auch schwerer. Der Verzicht auf Kleinigkeiten bringt mehr, als Sie denken.

- **Kaffee ohne Zucker**: Es ist nicht das einzelne Stück Zucker, was zählt, sondern die Summe, die im Laufe des Jahres zusammenkommt. Bei vier Tassen Kaffee – mit je einem Stück Zucker – pro Tag macht das im Jahr 23.360 Kalorien. Lassen Sie das, und Sie verlieren jährlich drei Kilo Körpergewicht.
- **Bye, bye Cola**: Weglassen lohnt sich! Verzichten Sie jeden Tag auf ein Glas Cola, sparen Sie pro Jahr 51.830 Kalorien und nehmen so bis zum Jahresende rund acht Kilo ab.
- **Keine Kekse**: Ob zum Tee, Kaffee oder einfach so: Kekse schlagen gehörig zu Buche. Und zwar mit 32.850 Kalorien oder knapp fünf Kilo Körpergewicht pro Jahr – wenn Sie täglich einen Keks essen.
- **Chips zum Fernsehen**: Brauchen Sie Chips, um einen spannenden Film durchzustehen? Dann belasten Sie Ihren Stoffwechsel mit unnötigen 270 Kalorien pro Abend. Wenn Sie das täglich machen, wären das 98.550 Kalorien bzw. 14 Kilo mehr im Jahr.
- **Der Griff in den Brotkorb**: Gehen Sie im Schnitt zweimal pro Woche essen? Dann wird Ihnen mindestens einmal etwas Brot gereicht. Lassen Sie es liegen, so sparen Sie 20.800 Kalorien im Jahr und reduzieren Ihr Gewicht um drei Kilo.
- **Schokolade im Büro**: Stress oder Ärger mit dem Chef? Trösten Sie sich nicht mit Schokolade, denn da kommt – in einem Jahr – eine ganze Menge zusammen: 31.240 Kalorien bzw. fünf Kilo mehr Körpergewicht.
- **Wein am Abend**: Natürlich kann es entspannend sein, den Feierabend mit einem Glas Wein ausklingen zu lassen. Aber bitte nicht jeden Tag! Das addiert sich nämlich auf 54.750 Kalorien im Jahr. Und macht Sie insgesamt 7,8 Kilo schwerer.

Tipp

Reine Kopfsache

Natürlich wird Ihnen nicht von heute auf morgen nach Joggen statt Schokolade zumute sein. Lassen Sie sich davon nicht beirren. Ihr Körper hat sich eben daran gewöhnt, auf Stress mit Lust auf Süßes zu reagieren. Doch das können Sie ihm auch wieder abtrainieren. Alles nur eine Sache der Übung!

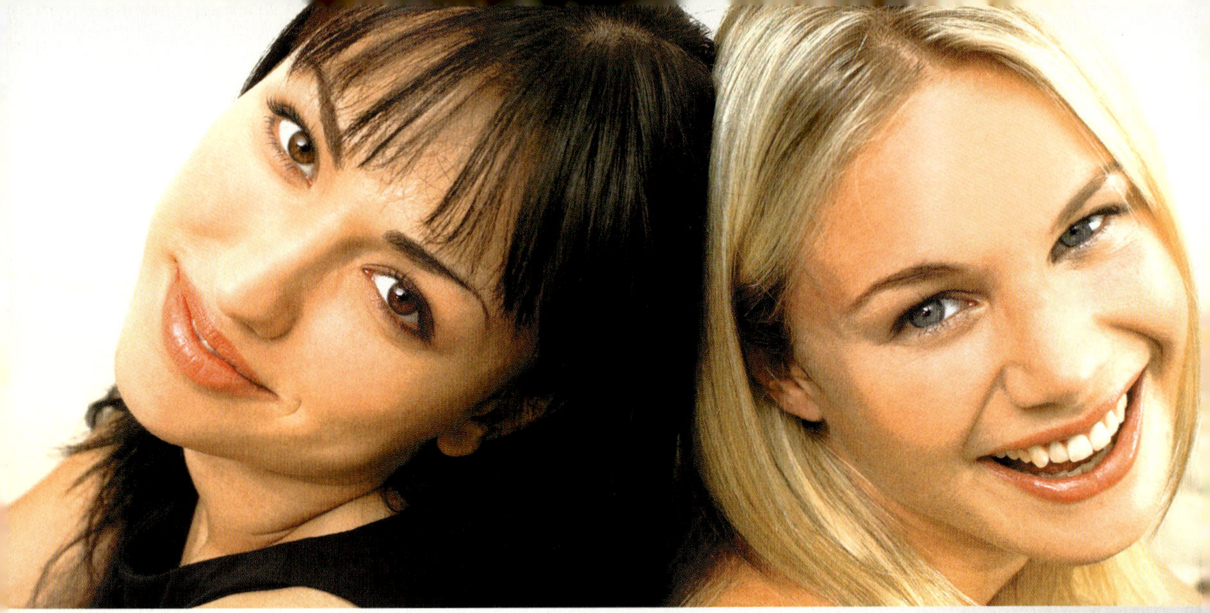

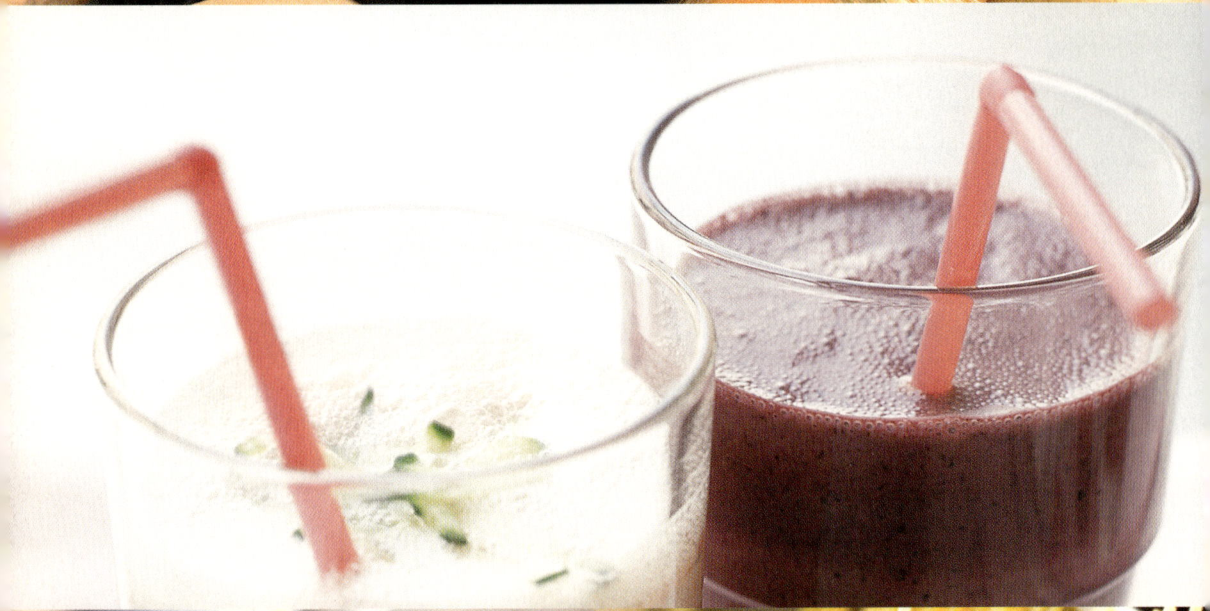

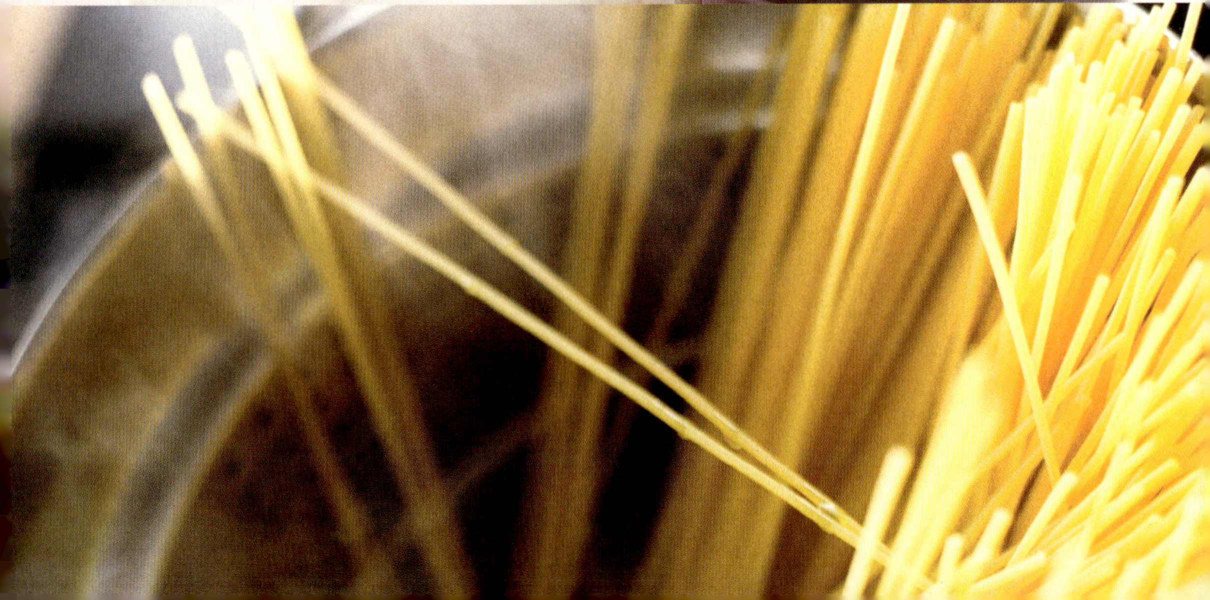

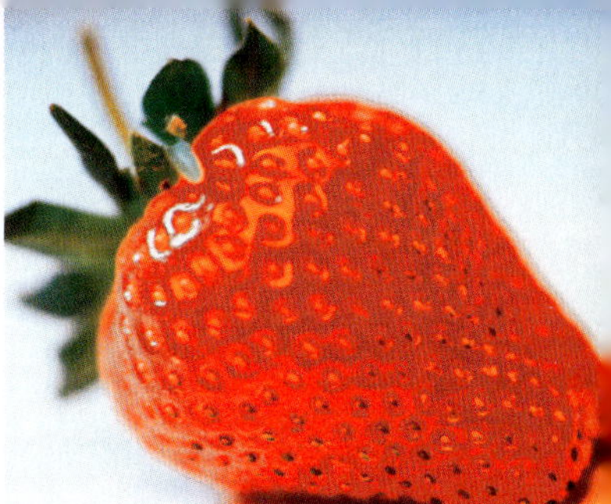

Los geht's

Los geht's: Mein individueller 4-Wochen-Plan

Sie haben sich tapfer durch den Theorieteil gekämpft, wertvolle Grundlagen erlernt und Ihre Ernährungsfehler entlarvt. Jetzt geht es endlich an die Praxis. Das Tagebuch steht Ihnen die nächsten vier Wochen zur Seite.

Das flexible Punktesystem – Mein Schlüssel zum Erfolg

Das Tagebuch (ab Seite 66) ist für die nächsten vier Wochen Ihr ganz persönlicher Begleiter, in dem Sie Ihre Fortschritte genau dokumentieren können. Jeden Tag finden Sie einen Essplan, aber auch Vorschläge, wie Sie sich durch Sport, Bewegung oder Wellness Bonuspunkte verdienen können. Tragen Sie am Ende des Tages die Gesamtpunktzahl – also den Verbrauch von Fettpunkten und Zuckerteufeln sowie die Zahl der gesammelten Bonuspunkte – im Tagebuch ein. Wichtig ist auch, dass Sie die Punkte in die Wochenübersicht in den Außenklappen des Buches übertragen. Denn Sie wissen ja, es kommt letztendlich darauf an, dass die Bilanz bis zum Ende der Woche stimmt – Sie also nicht mehr als 35 Zuckerteufel und 350 Fettpunkte verbraucht haben. Haben Sie beispielsweise am Dienstag mehr Fettpunkte oder Zuckerteufel verbraucht als erlaubt, können Sie das bis zum Ende der Woche ganz bequem wieder ausbügeln.

Leckeres leicht verdient – der Gute-Laune-Plan

Jeden Tag sind in der linken Spalte unter der Rubrik »Gute-Laune-Plan« verschiedene Möglichkeiten aufgezeigt, wie Sie sich Bonuspunkte erarbeiten können. Haben Sie 100 Bonuspunkte zusammen, können Sie diese entweder gegen einen Jokertag (siehe auch Seite 36), aber auch gegen Zuckerteufel oder Fettpunkte (10 Bonuspunkte = 10 Fettpunkte oder 1 Zuckerteufel) eintauschen. Lösen Sie Ihre Bonuspunkte nicht innerhalb einer Woche ein, verfallen sie. Das ist auch nicht weiter schlimm, Sie werden dann nur Ihre Abnahme beschleunigen.

Freie Auswahl für Individualisten

Ein Speiseplan, mit dem es allen schmeckt? Den gibt es nicht! Der eine mag einfach keinen Käse, den anderen plagt eine Nussallergie, der Dritte mag es morgens lieber herzhaft, und Sie? Sie essen abends vielleicht am liebsten Pasta? Es gibt

So sparen Sie Fettpunkte

- Essen Sie reichlich Gemüse und Obst, das enthält **0 Fettpunkte** und macht trotzdem lange satt.
- Geben Sie frischen Lebensmitteln immer den Vorzug. Fertiggerichte, -suppen und -saucen können viel Fett enthalten. Achten Sie auf die Angaben auf der Verpackung. Pro Gramm enthaltenes Fett ernten Sie **1 Fettpunkt**.
- Bei Streichwurst oder Nuss-Nougat-Creme lassen Sie die Butter darunter weg oder ersetzen sie durch fettarmen Frischkäse, Senf, Tomatenmark oder Quark. Weiche Butter lässt sich dünner aufs Brot streichen. Pro gespartem Teelöffel Butter, wird Ihr Konto um **4 Fettpunkte** erleichtert.
- Verwenden Sie für Puddings oder Süßspeisen fettarme Milch, fettarmen Joghurt oder Magerquark statt Produkte mit Vollfettstufe – das spart **4 Fettpunkte** pro 200 Milliliter bzw. Gramm.
- Bereiten Sie Salatsaucen mit wenig Öl, dafür etwas mehr Joghurt, Quark oder Milch zu, so können Sie pro Portion **6 Fettpunkte** gutschreiben. Verwenden Sie saure Sahne statt Mayonnaise, so dürfen Sie pro Esslöffel **17 Fettpunkte** abziehen. Einfache Vinaigrette liefert pro Esslöffel **3 Fettpunkte** weniger.
- Statt Schokolade auch ab und zu mal fettfreie Süßigkeiten wie Gummibärchen, Fruchtbonbons oder Lakritze naschen, das spart **4 Fettpunkte** pro Riegel (12,5 g) Schokolade.
- Obst-, Hefe- und Biskuitkuchen enthalten viel weniger Fett als Creme- und Sahnetorten, pro Stück etwa **14 Fettpunkte**.
- Dämpfen, dünsten oder grillen Sie Ihre Gerichte in beschichteten Pfannen – so sparen Sie pro Esslöffel **12 Fettpunkte**.
- Ersetzen Sie bei Rahmsaucen oder Aufläufen die Sahne zur Hälfte durch Milch. Binden Sie Braten- oder Gemüsefonds mit geriebenen rohen Kartoffeln statt mit Mehl, Sahne und Ei. Pro Esslöffel gesparter Sahne können Sie **5 Fettpunkte** auf Ihrem Konto gutschreiben.
- Bei Fleisch, Geflügel und Schinken die fettreiche Kruste, Haut bzw. den Fettrand wegschneiden, das lohnt sich mit durchschnittlich **10 Fettpunkten** pro Portion.

Tipp

Rechenbeispiel

Sie haben durch 30 Minuten Walking 18 Bonuspunkte (BP) erarbeitet. Zusätzlich haben Sie an diesem Tag zwei Liter Wasser getrunken (= 5 BP), waren in der Sauna (= 3 BP) und haben sich an eines der Diät-Coach-Prinzipien gehalten (= 5 BP). Das bedeutet: Sie hätten an diesem Tag insgesamt 31 Bonuspunkte gesammelt.

→ Wenn Sie Fleischbrühe und Saucen zuerst kalt werden lassen, können Sie das Fett von der Oberfläche abschöpfen. Macht **12 Fettpunkte** pro abgeschöpftem Esslöffel.

→ Setzen Sie auf magere Fleisch- und Geflügelsorten. Also zum Beispiel Putenschnitzel natur statt paniertem Schweineschnitzel, Rinderfilet statt Bratwurst usw., das spart im Schnitt **20 Fettpunkte**. (Genaue Angaben finden Sie in der Lebensmitteltabelle ab Seite 150.)

So sparen Sie Zuckerteufel

- Wenn schon Knabbern, dann Kokoschips oder Nüsse statt Kartoffelchips, das bringt **4 Zuckerteufel** pro 50 Gramm.
- Wer Vollkorn-Haferflocken oder Vollkorn-Müsli statt gezuckerter Reiscrispies oder Corn flakes frühstückt, spart **5 Zuckerteufel** pro Portion (30 Gramm).
- Bei Brot heißt die Devise: Bitte die Vollkornvariante – macht **3 Zuckerteufel** pro Scheibe.
- Auch bei der Kartoffel kommt es darauf an, wie man sie zubereitet: Besser Pellkartoffeln statt Pommes frites, spart **3 Zuckerteufel** (und 13 Fettpunkte) pro 150 Gramm.
- Rund zwei Liter sollten Sie pro Tag trinken. Wenn diese Flüssigkeit vor allem aus Limonade oder Cola (statt Wasser) stammt, kommen auf Ihrem Konto **7 Zuckerteufel** pro 200 Milliliter zusammen. Das summiert sich …
- Marmelade gehört zum Frühstück dazu? Wählen Sie stattdessen doch einfach mal Fruchtaufstrich, das spart **1 Zuckerteufel** pro Esslöffel.
- Auf Schokolade verzichten? Müssen Sie nicht! Genießen Sie ab und zu Zartbittersorten mit einem hohen Kakaoanteil – macht **2 Zuckerteufel** pro Tafel. Wenn Sie nur einen kleinen Riegel (12,5 g) naschen, brauchen Sie gar keinen Zuckerteufel berechnen.
- Nudeln machen glücklich, denn sie regen die Ausschüttung körpereigener Glückshormone an. Nehmen Sie, wenn möglich, Vollkornnudeln oder italienische Hartweizennudeln und garen diese »al dente« (bissfest). So sparen Sie **7 Zuckerteufel** pro 150 Gramm, im Vergleich zu weich gekochten Eiernudeln.

Tipp

Leckere Auswahl

Für 31 Bonuspunkte könnten Sie sich diese Leckereien genehmigen (10 BP = 10 FP oder 1 ZT)
25 g Pistazien
(13 FP = 13 BP + 0 ZT = 0 BP macht 13 BP)
+ 1 Riegel Kinderschokolade
(4 FP = 4 BP + 1 ZT = 10 BP macht 14 BP)
+ 4 Vollkornkekse
(4 FP = 4 BP + 0 ZT = 0 BP macht 4 BP).

Für eine Portion Mousse au chocolat müssten Sie insgesamt 60 Bonuspunkte (10 FP = 10 BP + 5 ZT = 50 BP macht 60 BP) investieren. Das schaffen Sie durch 45 Minuten Laufen oder zwei Stunden Gymnastik.

Menschen, die kochen gerne nach Rezepten, andere wiederum nicht. Deshalb gilt: Alle Mahlzeiten der verschiedenen Tage sind natürlich gegeneinander austauschbar. Ihnen hat das Mittagessen des vierten Tages so gut geschmeckt? Dann genießen Sie es am nächsten Tag einfach noch einmal. Sie mögen keine Eier? Kein Problem. Tauschen Sie das Omelett-Rezept gegen ein anderes Frühstück Ihrer Wahl aus. Wichtig ist nur, dass Sie Ihr Limit an Fettpunkten und Zuckerteufeln nicht überschreiten. Die große Lebensmitteltabelle ab Seite 150 hilft Ihnen weiter, wenn Sie keine Lust zum Nachkochen haben und lieber selbst etwas kreieren. Sie essen gerne im Restaurant? Die Wechselkurse finden Sie auf Seite 46.

Die besten Strategien zum Schlankbleiben

Nicht immer ist es einfach, sich an die vorgegebenen Regeln zu halten. Versuchungen, die alle guten Vorsätze zunichte machen können, lauern überall. Diese Tipps helfen Ihnen, wenn es mal brenzlig wird:

Nichts geht mehr

Das ist der kritische Punkt jeder Diät: Erst purzelten die Kilos, und dann plötzlich steht das Gewicht. Und das, obwohl Sie sich genau an die Wochenpläne gehalten haben. Jetzt heißt es durchhalten und bloß nicht aufgeben. Ihr Körper legt lediglich eine kurze Verschnaufpause ein, die Sie ihm auch gönnen sollten. Dann wird er die letzten Kilos auch noch hergeben. Hauptsache ist, Sie denken positiv und glauben an Ihren Erfolg.

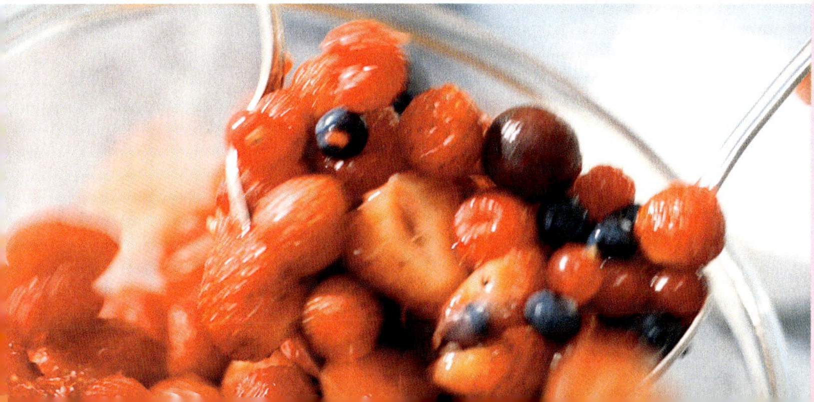

Tipp

Schneller abnehmen

Als grobe Faustregel gilt: Pro 800 Bonuspunkte, die Sie verfallen lassen (und nicht gegen zusätzliche Leckereien eintauschen), nehmen Sie etwa ein Kilo Körpergewicht ab. Das ist aber abhängig von Ihrem Körperbau, Ihrem Trainingszustand und Ihrem Ausgangsgewicht. Doch eines ist sicher: Je mehr Sie sich bewegen, desto schneller geht es.

Ich bin so im Stress

Sie stehen ständig unter Strom? Ständig kommt etwas dazwischen, und Sie haben kaum Zeit für sich geschweige denn für eine Diät? Wichtig ist dann vor allem eins: Entspannen Sie sich, und tun Sie sich und Ihrem Körper etwas Gutes. Gönnen Sie sich eine Auszeit, ein heißes Bad oder einen Spaziergang an der frischen Luft. Sie haben dafür keine Zeit? Dann schließen Sie die Augen und zählen ganz langsam bis zehn, atmen Sie dabei ganz ruhig und langsam. Spüren Sie, wie Sie langsam zur Ruhe kommen?

Ich bin ganz auf mich allein gestellt

Natürlich ist es leichter, eine Diät durchzuhalten, wenn man sich mit Gleichgesinnten austauschen kann. Haben Sie niemanden, der in Ihrem Umfeld abnehmen möchte? Dann bitten Sie Partner oder Familie um Unterstützung. Erklären Sie, warum Ihnen das Abnehmen so wichtig ist, und auch, dass es Ihnen gut tut, mit jemandem über Ihre Probleme zu reden.

Ich werde einfach nicht satt

Normalerweise sind die Portionen so berechnet, dass Sie davon ausreichend satt werden sollten. Bevor Sie die Menge aufstocken, sollten Sie sich überlegen: Habe ich wirklich noch Hunger, oder ist es lediglich Appetit? Esse ich vielleicht zu schnell? Sie wissen ja, das Sättigungsgefühl setzt erst nach circa 20 Minuten ein. Haben Sie sich auch wirklich auf die Mahlzeit konzentriert und sich durch nichts ablenken lassen? Vor dem Fernseher, im Stehen oder während der Arbeit gegessene Mahlzeiten werden vom Gehirn nicht richtig wahrgenommen. Wenn alles nichts hilft, trinken Sie ein großes Glas Wasser und essen einfach etwas mehr Gemüse und Salat.

Schokolade ist einfach stärker als mein Wille

Haben Sie den Eindruck, die Lust auf Schokolade & Co. nicht kontrollieren zu können, hilft Ihnen vielleicht folgender Streichholztrick: Legen Sie sich eine Streichholzschachtel mit zehn

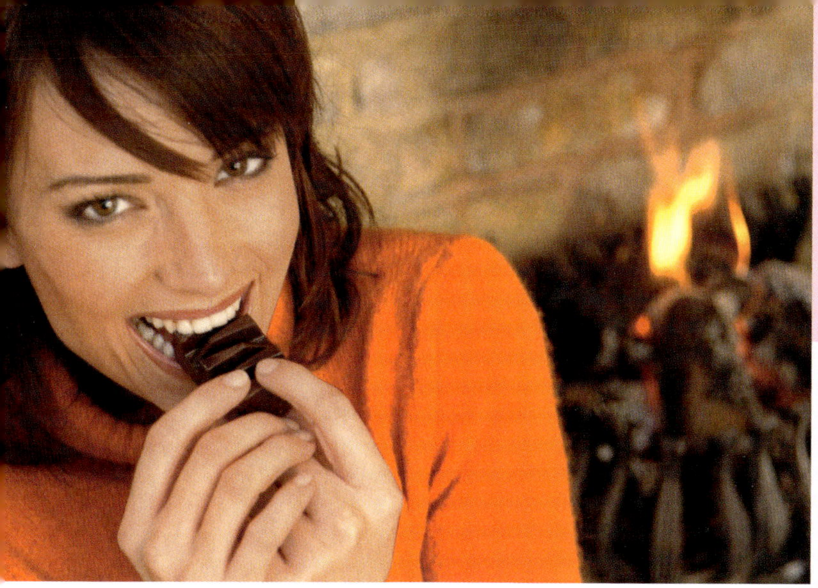

Streichhölzern zurecht und tragen diese ständig bei sich. Jedes Streichholz steht für einen Riegel Schokolade. Jedes Mal, wenn der Süßhunger Sie überfällt, dürfen Sie ihm nachgeben, zünden aber zuerst ein Streichholz aus der Schachtel an und lassen es abbrennen. Haben Sie es sich in dieser Zeit anders überlegt, dürfen Sie das Streichholz ersetzen. Die Schachtel reicht für eine Woche, das heißt, Sie haben zehnmal Naschen frei.

Ich mag nicht mehr

Betrachten Sie ein älteres Foto von sich selbst: Vielleicht können Sie bereits erkennen, dass Sie schon etliche Pfunde abgespeckt haben. Fragen Sie sich dann: Worauf freue ich mich ganz besonders, wenn ich mein Wunschgewicht erreicht habe? Wie werde ich mich dann fühlen? Immer noch nicht motiviert? Dann hilft es vielleicht, sich das bereits Geschaffte bildlich vorzustellen: Stellen Sie sich die verlorenen Pfunde als Butterstücke vor. Fünf Kilo entsprechen sage und schreibe 20 Paketen Butter. Wenn das nichts nützt: Kaufen Sie sich ein Kleidungsstück in einer kleineren Konfektionsgröße (eine Nummer kleiner!) und positionieren Sie es in Ihrem Blickfeld.

Ich bin zum Essen eingeladen

Sie brauchen sich Familienfeste, Geburtstage oder Einladungen nicht entgehen zu lassen, nur weil Sie auf Diät sind. Das wäre ja noch schöner ... Versuchen Sie einfach, tagsüber Fettpunkte und Zuckerteufel einzusparen oder sich schon vorher Bonuspunkte zu erarbeiten. Die gesammelten Punkte werden dann für die Essens-Einladung verwendet. Kommt die Einladung zu überraschend, können Sie die Punkte auch an einem der nächsten Tage einsparen. Lassen Sie sich aber nicht zu lange Zeit.

Tipp

Wenn Sie der Hunger überkommt ...

... essen Sie am besten etwas, was nicht zu Buche schlägt. Wie wäre es mit Obst, Gemüse oder einem großen Glas Mineralwasser oder ungesüßtem Tee. Hiervon können Sie genießen, so oft und so viel Sie wollen.

Los geht's: Mein individueller 4-Wochen-Plan

Woche 1: Das Tagebuch – mein persönlicher Abnehmbegleiter

Bevor es losgeht: Bitte auf die Waage stellen (einmal pro Woche genügt). Tragen Sie Ihr aktuelles Gewicht in der Gewichtskurve auf Seite 144 ein. So können Sie Ihre Fortschritte genau dokumentieren.

Das Tagebuch wird Ihnen dabei helfen, Ihren persönlichen Verbrauch an Fettpunkten und Zuckerteufeln im Auge zu behalten. Jeden Tag bekommen Sie einen Essensplan, der Ihnen genau vorschreibt, was Sie morgens, mittags, abends und zwischendurch essen dürfen. Sie müssen sich aber keinesfalls akribisch daran halten. Das flexible Punktesystem lässt Ihnen genügend Spielraum, Gerichte zu tauschen, eigene Rezepte zu kreieren oder auswärts zu essen. Sie möchten zusätzlich ein paar Nudeln als Beilage, einen kleinen Salat vorweg, einen Cappuccino zum Dessert? Die gängigsten Beilagen und Getränke finden Sie alle in der großen Lebensmitteltabelle ab Seite 150. Tragen Sie die zusätzlich verbrauchten Fettpunkte und Zuckerteufel in der Kategorie »Sonstiges« ein. Und keine Sorge, die Tagespläne sind so berechnet, dass Ihnen – dank des Gute-Laune-Plans – durchaus Spielraum für Ihre Extrawünsche bleibt. Alles was zählt, ist die Gesamtbilanz am Ende der Woche (siehe Wochenplan in den Außenklappen): nicht mehr als 350 Fettpunkte bzw. 35 Zuckerteufel. Falls Sie doch einmal über die Stränge geschlagen haben, können Sie das durch etwas Sport und Bewegung wieder ausgleichen. Die »Wechselkurse« finden Sie auf Seite 40.

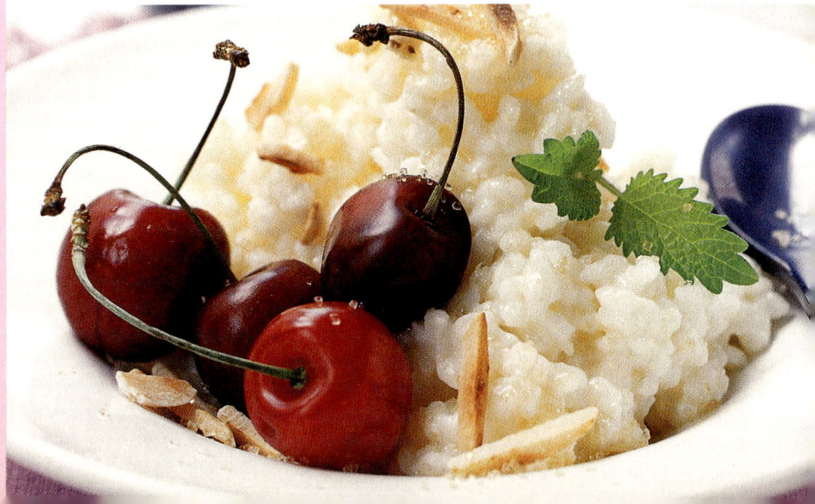

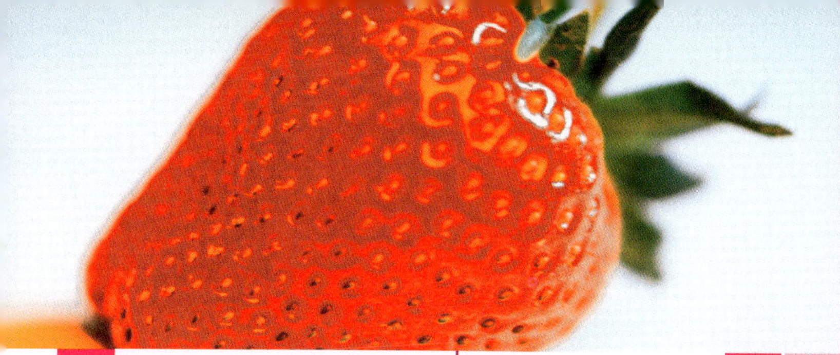

1. Tag

+	GUTE-LAUNE-PLAN	ESSENSPLAN	💧	■
5	**BEWEGUNG** Mein Tag hat heute mit 10 Minuten Morgengymnastik begonnen.	**Frühstück** Kokosmüsli mit Orangen (S. 110)	9	0
5	**TRINKEN** Ich habe heute 2 Liter Wasser getrunken.	**Snack** Möhren-Apfel-Drink (S. 107)	2	1
	FITNESS 15 Minuten Sport nach Wahl 30 Minuten Sport nach Wahl 45 Minuten Sport nach Wahl 60 Minuten Sport nach Wahl (Bonuspunkte siehe S. 40)	**Mittagessen** Orangen-Möhren-Suppe (S. 119)	6	0
3	**BODY** Heiß-kaltes Wechselduschen bringt den Kreislauf in Schwung und heizt den Stoffwechsel an.	**Snack** Thunfisch-Sandwich (S. 141)	4	0
5	**SPECIALS** Ich nehme mir Zeit zum Essen und esse nur so lange, bis ich satt bin.	**Abendessen** Rinderfilet mit Tomatensauce und Salat (S. 135)	29	0
	Sonstiges Außerdem habe ich heute zusätzliche Bonuspunkte verdient: __________ __________ __________ __________	**Sonstiges** Außerdem habe ich heute gegessen bzw. getrunken: __________ __________ __________ __________		

Glückstipp

Zünden Sie zum Essen Kerzen an. Im Schein einer Kerze wird aus einem schlichten Abendessen ein feierliches Candlelight-Dinner.

💧 FETTPUNKTE GESAMT: ________

■ ZUCKERTEUFEL GESAMT: ________

+ BONUSPUNKTE GESAMT: ________

2. Tag

Los geht's: Mein individueller 4-Wochen-Plan

+	GUTE-LAUNE-PLAN	ESSENSPLAN	●	■
5	**BEWEGUNG** So lohnt sich der Besuch im Schwimmbad gleich doppelt: 10 Minuten mit großen Schritten durchs Wasser walken.	**Frühstück** Italienisches Omelett (S. 117)	25	0
5	**TRINKEN** Ich habe heute 2 Liter Wasser getrunken.	**Snack** Zitrus-Smoothie (S. 107)	1	1
	FITNESS 15 Minuten Sport nach Wahl 30 Minuten Sport nach Wahl 45 Minuten Sport nach Wahl 60 Minuten Sport nach Wahl (Bonuspunkte siehe S. 40)	**Mittagessen** Kichererbsensalat mit Melone (S. 123)	12	0
3	**BODY** Niedergeschlagen und gestresst? Wie wäre es mal wieder mit einem Besuch im Schwimmbad?	**Snack** Vollkornbrot mit Camembertcreme (S. 141)	3	0
5	**SPECIALS** Ich gehe niemals ausgehungert zum Einkaufen und kaufe nur das, was auf meiner Liste steht.	**Abendessen** Überbackener Fenchel (S. 129)	9	1
	Sonstiges Außerdem habe ich heute zusätzliche Bonuspunkte verdient: ________ ________ ________ ________	**Sonstiges** Außerdem habe ich heute gegessen bzw. getrunken: ________ ________ ________ ________		

Glückstipp

Machen Sie heute Mittag einen ausgiebigen Spaziergang. Die Kombination aus Bewegung und frischer Luft regt die Ausschüttung von Glückshormonen an.

● **FETTPUNKTE GESAMT:** ________

■ **ZUCKERTEUFEL GESAMT:** ________

+ **BONUSPUNKTE GESAMT:** ________

3. Tag

+ GUTE-LAUNE-PLAN		ESSENSPLAN	💧	■
10	**BEWEGUNG** Heute fahre ich mit dem Rad zur Arbeit. Der Nachhauseweg ist ideal, um abends zu entspannen und verbrennt zusätzlich Kalorien.	**Frühstück** Mangoquark mit Schokomüsli (S. 113)	6	1
5	**TRINKEN** Ich habe heute 2 Liter Wasser getrunken.	**Snack** Melone-Ingwer-Shake (S. 109)	0	1
	FITNESS 15 Minuten Sport nach Wahl 30 Minuten Sport nach Wahl 45 Minuten Sport nach Wahl 60 Minuten Sport nach Wahl (Bonuspunkte siehe S. 40)	**Mittagessen** Gegrillter Lachs mit Mangosauce (S. 130)	26	0
3	**BODY** Ein heißes Bad mit Vanilleduft bremst die Lust auf Süßes und entspannt Körper und Geist.	**Snack** Feigen-Parmaschinken-Sandwich (1. Hälfte) (S. 143)	7	0
5	**SPECIALS** Bei Brot, Müsli oder Gebäck greife ich ganz selbstverständlich zur Vollkorn-Variante.	**Abendessen** Schnelle Tomatensuppe mit Brotwürfeln (S. 119)	11	0
	Sonstiges Außerdem habe ich heute zusätzliche Bonuspunkte verdient: __________ __________ __________ __________	**Sonstiges** Außerdem habe ich heute gegessen bzw. getrunken: __________ __________ __________ __________		

Glückstipp

Legen Sie Ihre Lieblings-CD ein. Vertraute Klänge wirken auf die Psyche wie Medizin. Dabei ist es egal, ob Sie meditatives Kling-Klong favorisieren, den Soul von Aretha Franklin oder den Rock von Lenny Kravitz. Nur eine Geschmacksfrage!

💧 **FETTPUNKTE GESAMT:** __________

■ **ZUCKERTEUFEL GESAMT:** __________

\+ **BONUSPUNKTE GESAMT:** __________

4. Tag

Los geht's: Mein individueller 4-Wochen-Plan

Glückstipp

Bevor Sie heute aus dem Haus gehen – drücken Sie Ihren Relaxpunkt: Massieren Sie die Kinnspitze mit dem Zeigefinger in kreisenden Bewegungen einige Minuten lang. Das hilft wirksam gegen Stress (auch vorbeugend)!

+	GUTE-LAUNE-PLAN	ESSENSPLAN	Fett	Zucker
5	**BEWEGUNG** Beim Zähneputzen: Erst rechte, dann linke Ferse dynamisch Richtung Po ziehen. Falls nötig, am Waschbecken festhalten.	**Frühstück** Grapefruit-Joghurt mit frischen Feigen (S. 111)	4	1
5	**TRINKEN** Ich habe heute 2 Liter Wasser getrunken.	**Snack** Möhrenmilch (S. 108)	2	1
	FITNESS 15 Minuten Sport nach Wahl 30 Minuten Sport nach Wahl 45 Minuten Sport nach Wahl 60 Minuten Sport nach Wahl **(Bonuspunkte siehe S. 40)**	**Mittagessen** Rote-Bete-Suppe (S. 119)	12	0
3	**BODY** Eine Trockenmassage mit einem Sisalhandschuh strafft das Bindegewebe. Rosmarinöl verstärkt die Wirkung.	**Snack** Feigen-Parmaschinken-Sandwich (2. Hälfte) (S. 143)	7	0
5	**SPECIALS** Beim Essen bleibt der Fernseher aus. Ich esse auch nicht am Schreibtisch, im Auto oder Büro.	**Abendessen** Vollkorn-Pizza mit Tomaten und Spinat (S. 127)	25	0
	Sonstiges **Außerdem habe ich heute zusätzliche Bonuspunkte verdient:** _____ _____ _____ _____	**Sonstiges** **Außerdem habe ich heute gegessen bzw. getrunken:** _____ _____ _____ _____		

FETTPUNKTE GESAMT: _____

ZUCKERTEUFEL GESAMT: _____

+ BONUSPUNKTE GESAMT: _____

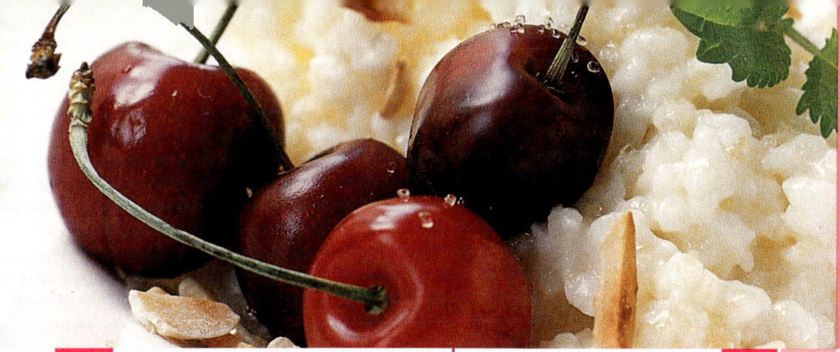

5. Tag

+	GUTE-LAUNE-PLAN	ESSENSPLAN	💧	■
5	**BEWEGUNG** Ich habe gleich nach dem Weckerklingeln 20 Kniebeugen gemacht. So kommt der Kreislauf in Schwung!	**Frühstück** Lachs-Sandwich (S. 114)	13	0
5	**TRINKEN** Ich habe heute 2 Liter Wasser getrunken.	**Snack** Mexiko-Kakao (S. 108)	3	1
	FITNESS 15 Minuten Sport nach Wahl 30 Minuten Sport nach Wahl 45 Minuten Sport nach Wahl 60 Minuten Sport nach Wahl (Bonuspunkte siehe S. 40)	**Mittagessen** Putenröllchen in Kokossauce (S. 135)	7	0
3	**BODY** Salzbad: Etwa ein Kilo Meersalz ins warme Badewasser geben. Das ist gut für die Haut.	**Snack** Gemüsesticks mit Joghurt-Dip (S. 143)	2	0
5	**SPECIALS** Den heißen Mexiko-Kakao genieße ich heute ganz ohne schlechtes Gewissen.	**Abendessen** Rucolasalat mit Artischocken (S. 125)	25	0
	Sonstiges Außerdem habe ich heute zusätzliche Bonuspunkte verdient: ________ ________ ________ ________	**Sonstiges** Außerdem habe ich heute gegessen bzw. getrunken: ________ ________ ________ ________		

Glückstipp

Nie mit knurrendem Magen einkaufen gehen. Sonst wandert viel Überflüssiges in den Einkaufswagen. Lieber zusammen mit einer Freundin ein kleines Ereignis aus dem Einkauf machen. Zum Beispiel nach einem ausgedehnten Frühstück über den Wochenmarkt schlendern.

💧 **FETTPUNKTE GESAMT:** ________

■ **ZUCKERTEUFEL GESAMT:** ________

+ BONUSPUNKTE GESAMT: ________

6. Tag

Los geht's: Mein individueller 4-Wochen-Plan

+	GUTE-LAUNE-PLAN	ESSENSPLAN	●	■
5	**BEWEGUNG** Beim Telefonieren: Jeden Fuß auf einen Tennisball stellen und versuchen, die Balance zu halten.	**Frühstück** Bananen-Nuss-Müsli (S. 111)	12	1
5	**TRINKEN** Ich habe heute 2 Liter Wasser getrunken.	**Snack** Kirschmuffin (1 Stück) (S. 139)	7	3
	FITNESS 15 Minuten Sport nach Wahl 30 Minuten Sport nach Wahl 45 Minuten Sport nach Wahl 60 Minuten Sport nach Wahl **(Bonuspunkte siehe S. 40)**	**Mittagessen** Penne all' arrabiata (S. 129)	18	0
3	**BODY** Heute genieße ich eine heiße Kanne Tee mit frischem Ingwer. Das hat eine entschlackende Wirkung.	**Snack** Papaya-Shake (S. 109)	2	0
5	**SPECIALS** Statt Zucker verwende ich auch ab und zu Honig, Ahornsirup oder Agavendicksaft.	**Abendessen** Mandel-Milchreis mit Kirschen (S. 137)	11	1
	Sonstiges Außerdem habe ich heute zusätzliche Bonuspunkte verdient: ______ ______ ______ ______	**Sonstiges** Außerdem habe ich heute gegessen bzw. getrunken: ______ ______ ______ ______		

Glückstipp

Reiten Sie gerne? Wer im Sattel sitzt und die geschmeidigen Muskeln eines Pferdekörpers spürt, erlebt Glück in seiner schönsten Form. Studien zeigen: Auch die Wärme eines Tieres wirkt sich positiv auf die Psyche des Reiters aus.

● FETTPUNKTE GESAMT: ______

■ ZUCKERTEUFEL GESAMT: ______

+ BONUSPUNKTE GESAMT: ______

7. Tag

+	GUTE-LAUNE-PLAN	ESSENSPLAN	Fett	Zucker
5	**BEWEGUNG** In der Mittagspause war ich eine große Runde spazieren, statt in der stickigen Kantine zu sitzen.	**Frühstück** Puten-Käse-Sandwich (S. 117)	15	0
5	**TRINKEN** Ich habe heute 2 Liter Wasser getrunken.	**Snack** Ananas mit Kokoscreme (S. 139)	2	1
	FITNESS 15 Minuten Sport nach Wahl 30 Minuten Sport nach Wahl 45 Minuten Sport nach Wahl 60 Minuten Sport nach Wahl (Bonuspunkte siehe S. 40)	**Mittagessen** Antipasti – Gegrilltes Gemüse (S. 127)	24	0
3	**BODY** Heute gehe ich früh zu Bett. So bekommt der Körper etwas Ruhe und kann sich regenerieren.	**Snack** Himbeer-Molke (S. 107)	1	0
5	**SPECIALS** Ich achte auf regelmäßige Mahlzeiten.	**Abendessen** Muscheln in Weißweinsauce (S. 131)	8	0
	Sonstiges Außerdem habe ich heute zusätzliche Bonuspunkte verdient: __________ __________ __________ __________	**Sonstiges** Außerdem habe ich heute gegessen bzw. getrunken: __________ __________ __________ __________		

Glückstipp

Heute dürfen Sie – wenn Sie möchten – mal richtig ausschlafen. Denn Wissenschaftler haben herausgefunden, dass Menschen, die viel schlafen, seltener dick sind. Der Grund: Während des Schlafs werden Hormone freigesetzt, die den Appetit kontrollieren.

FETTPUNKTE GESAMT: ________

ZUCKERTEUFEL GESAMT: ________

+ BONUSPUNKTE GESAMT: ________

Woche 2: Erfolgreich abnehmen

Die erste Woche haben Sie hinter sich gebracht. Wie fühlen Sie sich? Haben Sie vielleicht schon etwas abgenommen? Stellen Sie sich auf die Waage und tragen Sie das aktuelle Gewicht in die Gewichtskurve ein. Keine Sorge, wenn die Pfunde anfangs nur langsam weichen. Gönnen Sie Ihrem Körper die Zeit, die er dafür braucht. Schließlich haben Sie das Gewicht ja auch nicht innerhalb einer Woche zugenommen.

Kommen Sie mit dem Tagebuch zurecht? Haben Sie sich an das Zählen von Fettpunkten und Zuckerteufeln gewöhnt? Vielleicht auch schon einige Bonuspunkte verdient? Sie wissen ja: Abnehmen funktioniert nicht nur durch weniger essen. Auch Bewegung, Entspannung und Trinken gehört dazu. Haben Sie schon 100 Bonuspunkte gesammelt? Wie wäre es, wenn Sie sich diese Woche einen Jokertag genehmigen? Sie wollten doch schon lange einmal wieder zum Friseur, ins Kino oder zum Bummeln. Lassen Sie den Tag mit einem schönen Abendessen in Ihrem Lieblingsrestaurant ausklingen. Sie haben es sich verdient.

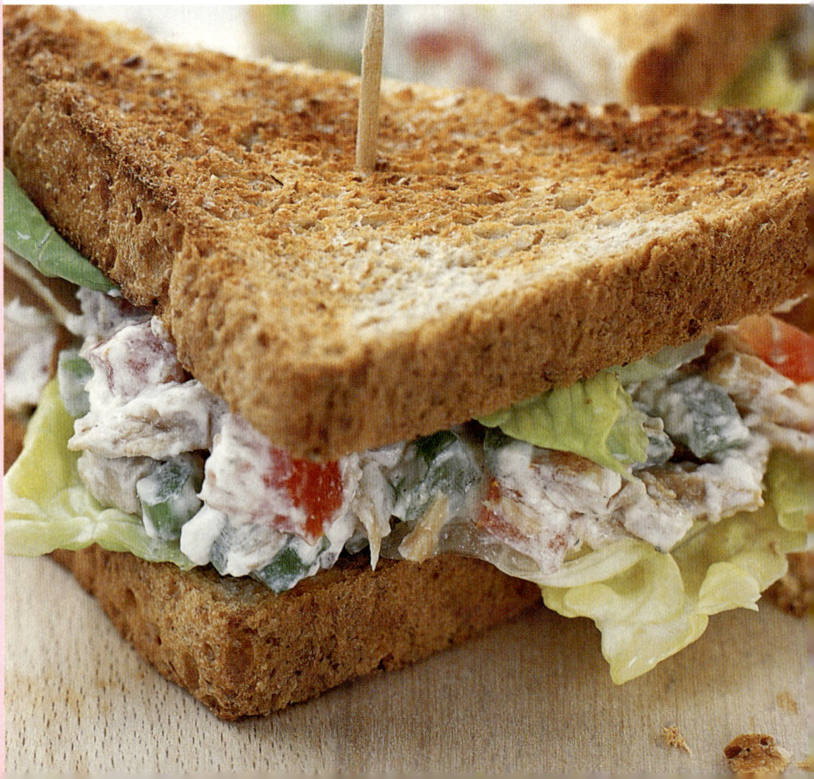

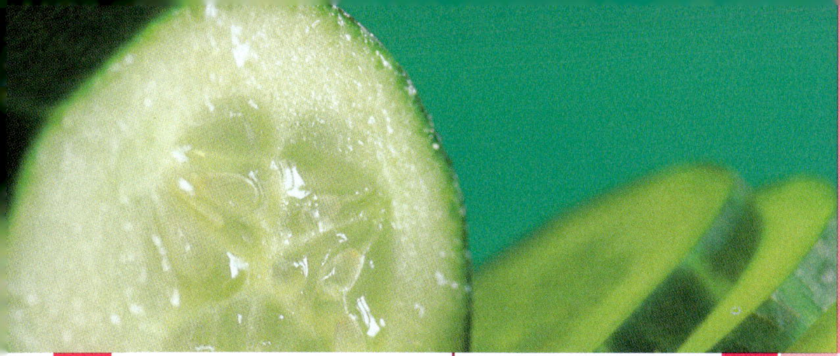

8. Tag

+	GUTE-LAUNE-PLAN	ESSENSPLAN	Fett	Zucker
5	**BEWEGUNG** In Rückenlage Beine angewinkelt aufstellen. Becken heben, einige Sek. halten und langsam senken. 30-mal wiederholen. Strafft den Po.	**Frühstück** Vollkornbrötchen mit Ei (S. 114)	9	0
5	**TRINKEN** Ich habe heute 2 Liter Wasser getrunken.	**Snack** Kirschmuffin (1 Stück) (S. 139)	7	3
	FITNESS 15 Minuten Sport nach Wahl 30 Minuten Sport nach Wahl 45 Minuten Sport nach Wahl 60 Minuten Sport nach Wahl **(Bonuspunkte siehe S. 40)**	**Mittagessen** Ratatouille (S. 126)	17	0
3	**BODY** SOS-Griff gegen Stress: Mit dem rechten Daumen auf dem linken Handrücken auf den Punkt unterhalb des Daumenknochens drücken.	**Snack** Möhrenmilch (S. 108)	2	1
5	**SPECIALS** Joghurt, Käse oder Milch – ich kaufe so viel wie möglich in der fettarmen Form.	**Abendessen** Gurkensalat mit Lachs (S. 122)	15	0
	Sonstiges **Außerdem habe ich heute zusätzliche Bonuspunkte verdient:** __________ __________ __________ __________	**Sonstiges** **Außerdem habe ich heute gegessen bzw. getrunken:** __________ __________ __________ __________		

Glückstipp

Atmen Sie auf! Schließen Sie die Augen und atmen ganz tief in den Bauch ein. Die Luft 5 Sekunden anhalten und wieder ausatmen. Tut gut, oder?

FETTPUNKTE GESAMT: ________

ZUCKERTEUFEL GESAMT: ________

+ BONUSPUNKTE GESAMT: ________

9. Tag

Glückstipp

Gönnen Sie sich heute einen gemütlichen Fernsehabend auf dem Sofa. Doch beachten Sie: Je spannender der Film, desto öfter greifen wir in die Chips-Tüte. Was hilft? Vor dem Film etwas Richtiges essen.

FETTPUNKTE GESAMT: ________

ZUCKERTEUFEL GESAMT: ________

BONUSPUNKTE GESAMT: ________

+	GUTE-LAUNE-PLAN	ESSENSPLAN	Fettpunkte	Zuckerteufel
10	**BEWEGUNG** Raus ins Grüne: Heute mache ich einen langen Waldspaziergang. Vom Wetter lasse ich mich nicht abhalten.	**Frühstück** Rosinen-Apfel-Müsli (S. 110)	3	1
5	**TRINKEN** Ich habe heute 2 Liter Wasser getrunken.	**Snack** Kiwi-Orangen-Drink (S. 109)	1	0
	FITNESS 15 Minuten Sport nach Wahl 30 Minuten Sport nach Wahl 45 Minuten Sport nach Wahl 60 Minuten Sport nach Wahl **(Bonuspunkte siehe S. 40)**	**Mittagessen** Saltimbocca mit Tomatensalat (S. 133)	31	0
3	**BODY** Kalter Kneipp-Guss nach dem Duschen gefällig? Beide Beine eiskalt abbrausen. So kommt der Kreislauf richtig in Schwung.	**Snack** Buttermilch-Pannacotta mit Erdbeersauce (S. 139)	1	2
5	**SPECIALS** Ich verbiete mir nichts. Das was ich mir genehmige, genieße ich dann umso mehr.	**Abendessen** Crêpe mit Fruchtquark (S. 138)	14	1
	Sonstiges Außerdem habe ich heute zusätzliche Bonuspunkte verdient: ________ ________ ________ ________	**Sonstiges** Außerdem habe ich heute gegessen bzw. getrunken: ________ ________ ________ ________		

10. Tag

+ GUTE-LAUNE-PLAN		ESSENSPLAN	Fettpunkte	Zuckerteufel
5	**BEWEGUNG** Egal, wo ich hinkomme, heute wird die Treppe statt Aufzug oder Rolltreppe benutzt.	**Frühstück** Apfel-Schinken-Sandwich (S. 114)	5	0
5	**TRINKEN** Ich habe heute 2 Liter Wasser getrunken.	**Snack** Erdbeer-Grapefruit-Shake (S. 109)	1	1
	FITNESS 15 Minuten Sport nach Wahl 30 Minuten Sport nach Wahl 45 Minuten Sport nach Wahl 60 Minuten Sport nach Wahl (Bonuspunkte siehe S. 40)	**Mittagessen** Minestrone (S. 121)	8	0
3	**BODY** Entspannungspause: Augen schließen, tief einatmen, Luft anhalten und ganz langsam ausatmen. Fünfmal wiederholen.	**Snack** Gemüsesticks mit Joghurt-Dip (S. 143)	2	0
5	**SPECIALS** Chips? Habe ich schon ewig nicht mehr gegessen.	**Abendessen** Thunfisch mit Tomaten-Zitrus-Salsa (S. 130)	34	0
	Sonstiges Außerdem habe ich heute zusätzliche Bonuspunkte verdient: ______ ______ ______ ______	**Sonstiges** Außerdem habe ich heute gegessen bzw. getrunken: ______ ______ ______ ______		

Glückstipp

Nehmen Sie heute ein warmes Bad und trinken nebenbei eine Tasse heiße Schokolade. So ist Geborgenheit von innen und außen gleichermaßen garantiert.

FETTPUNKTE GESAMT: ______

ZUCKERTEUFEL GESAMT: ______

+ BONUSPUNKTE GESAMT: ______

11. Tag

Glückstipp

Jede neue Geschmacksrichtung regt den Appetit wieder an. Essen Sie darum nicht mehr als drei verschiedene Lebensmittel zur gleichen Zeit.

+	GUTE-LAUNE-PLAN	ESSENSPLAN	Fettpunkte	Zuckerteufel
5	**BEWEGUNG** Heute darauf achten, beim Sitzen nicht die Beine übereinander zu schlagen. Lieber aufstehen und mit den Zehen wippen. So kommt die Durchblutung in Gang.	**Frühstück** Bananen-Kokos-Knäcke (S. 141)	3	1
5	**TRINKEN** Ich habe heute 2 Liter Wasser getrunken.	**Snack** Erdbeer-Schoko-Milch (S. 109)	7	1
	FITNESS 15 Minuten Sport nach Wahl 30 Minuten Sport nach Wahl 45 Minuten Sport nach Wahl 60 Minuten Sport nach Wahl (Bonuspunkte siehe S. 40)	**Mittagessen** Chili con carne (S. 134)	33	0
3	**BODY** Gleich morgens auf nüchternen Magen ein Glas lauwarmes Wasser trinken. Das entschlackt.	**Snack** Artischocken-Shake (S. 107)	3	0
5	**SPECIALS** Ich denke positiv und glaube ganz fest an meinen Erfolg.	**Abendessen** Gefüllte Räucherfisch-Tomaten (S. 134)	4	0
	Sonstiges Außerdem habe ich heute zusätzliche Bonuspunkte verdient: ______ ______ ______ ______	**Sonstiges** Außerdem habe ich heute gegessen bzw. getrunken: ______ ______ ______ ______		

FETTPUNKTE GESAMT: ______

ZUCKERTEUFEL GESAMT: ______

BONUSPUNKTE GESAMT: ______

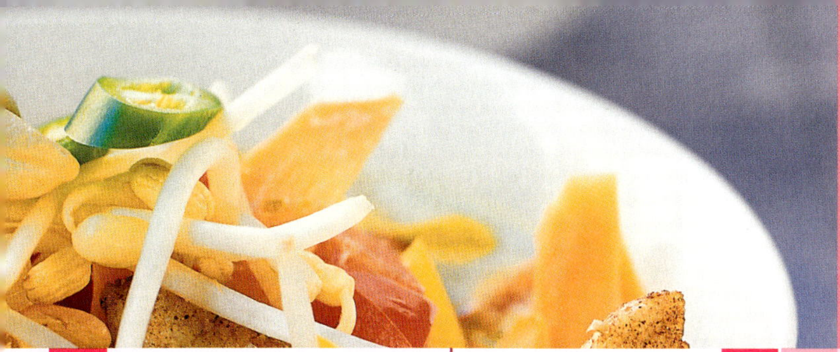

12. Tag

+	GUTE-LAUNE-PLAN	ESSENSPLAN	Fettpunkte	Zuckerteufel
5	**BEWEGUNG** Gut für Bauch und Taille: Auf den Rücken legen und zehnmal mit den Beinen nach vorne radeln. Dann zehnmal zur rechten, zehnmal zur linken Seite strampeln.	**Frühstück** Erdbeer-Zimt-Müsli (S. 111)	5	1
5	**TRINKEN** Ich habe heute 2 Liter Wasser getrunken.	**Snack** Papaya-Shake (S. 107)	2	0
	FITNESS 15 Minuten Sport nach Wahl 30 Minuten Sport nach Wahl 45 Minuten Sport nach Wahl 60 Minuten Sport nach Wahl **(Bonuspunkte siehe S. 40)**	**Mittagessen** Spaghetti mit Tomaten, Oliven und Rucola (S. 126)	21	0
3	**BODY** Wie wäre es mal wieder mit Sauna oder einem Besuch im türkischen Dampfbad?	**Snack** Tomaten-Zitrus-Shake (S. 108)	0	1
5	**SPECIALS** Im Restaurant lasse ich den Brotkorb links liegen. Ich freue mich auf das Hauptgericht.	**Abendessen** Kräuter-Dorade in Folie (S. 131)	22	0
	Sonstiges **Außerdem habe ich heute zusätzliche Bonuspunkte verdient:** __________ __________ __________ __________	**Sonstiges** **Außerdem habe ich heute gegessen bzw. getrunken:** __________ __________ __________ __________		

Glückstipp

Singen macht froh! Die so entstehenden Schwingungen durchdringen den ganzen Körper und lösen Blockaden. Egal ob Sie eine sensationelle Stimme haben oder nicht: Einfach aus vollem Halse singen oder heiter vor sich hinsummen.

FETTPUNKTE GESAMT: ________

ZUCKERTEUFEL GESAMT: ________

+ BONUSPUNKTE GESAMT: ________

13. Tag

Glückstipp

Lachen Sie sich glücklich! So paradox es klingt: Lachen kann trainiert werden. Probieren Sie es aus. Der Effekt: Man überlistet sein Gehirn. Es bekommt von entspannten Gesichtsmuskeln die Botschaft, dass man happy ist. Und schüttet daraufhin Glückshormone aus!

+	GUTE-LAUNE-PLAN	ESSENSPLAN	Fettpunkte	Zuckerteufel
10	**BEWEGUNG** Lust auf frische (Vollkorn-) Brötchen? Den Weg zum Bäcker heute mit einer großen Joggingrunde verbinden.	**Frühstück** Vollkornbrötchen mit Pute und Feige (S. 115)	12	0
5	**TRINKEN** Ich habe heute 2 Liter Wasser getrunken.	**Snack** Bananen-Erdbeer-Shake (S. 108)	4	0
	FITNESS 15 Minuten Sport nach Wahl 30 Minuten Sport nach Wahl 45 Minuten Sport nach Wahl 60 Minuten Sport nach Wahl (Bonuspunkte siehe S. 40)	**Mittagessen** Putenfilet mit Reis und Quark (S. 135)	9	0
3	**BODY** Ein Peeling aus Meersalz macht die Haut an Po und Oberschenkeln schön zart und regt den Stoffwechsel an.	**Snack** Schokofrüchte (1 Portion) (S. 138)	4	1
5	**SPECIALS** Ich esse mindestens einmal am Tag in Gesellschaft. So esse ich automatisch langsamer.	**Abendessen** Tomaten-Mozzarella-Salat (S. 122)	21	0
	Sonstiges Außerdem habe ich heute zusätzliche Bonuspunkte verdient: __________ __________ __________	**Sonstiges** Außerdem habe ich heute gegessen bzw. getrunken: __________ __________ __________		

FETTPUNKTE GESAMT: ________

ZUCKERTEUFEL GESAMT: ________

+ BONUSPUNKTE GESAMT: ________

14. Tag

+	GUTE-LAUNE-PLAN	ESSENSPLAN	●	■
10	**BEWEGUNG** Auch Hausarbeit (400 kcal/Std.) verbrennt Kalorien. Höchste Zeit, mal wieder Staub zu saugen oder die Fenster zu putzen.	**Frühstück** Tomaten-Mozzarella-Bagel (S. 115)	18	0
5	**TRINKEN** Ich habe heute 2 Liter Wasser getrunken.	**Snack** Kiwi-Orangen-Drink (S. 109)	1	0
	FITNESS 15 Minuten Sport nach Wahl 30 Minuten Sport nach Wahl 45 Minuten Sport nach Wahl 60 Minuten Sport nach Wahl (Bonuspunkte siehe S. 40)	**Mittagessen** Biskuitomelett mit Orangenquark (S. 137)	8	2
3	**BODY** Kein Kneipp-Becken in der Nähe? Dann einfach die Badewanne kniehoch mit kaltem Wasser füllen und auf der Stelle treten.	**Snack** Schokofrüchte (1 Portion) (S. 138)	4	1
5	**SPECIALS** Wenn schon Schokolade, dann muss es die mit einem hohen Kakaoanteil sein.	**Abendessen** Reissalat mit Gemüse und Chili (S. 127)	19	0
	Sonstiges Außerdem habe ich heute zusätzliche Bonuspunkte verdient: __________ __________ __________	**Sonstiges** Außerdem habe ich heute gegessen bzw. getrunken: __________ __________ __________		

Glückstipp

Studien beweisen: Menschen mit engen Freundschaften sind ausgeglichener und werden seltener krank. Verabreden Sie sich mit einer guten Freundin zum Schwimmen, Squashspielen, für die Sauna oder, wozu Sie sonst Lust haben.

● **FETTPUNKTE GESAMT:** __________

■ **ZUCKERTEUFEL GESAMT:** __________

✚ **BONUSPUNKTE GESAMT:** __________

Woche 3: Halbzeit!

Gratulation! Sie haben schon die Hälfte der Zeit hinter sich gebracht. Sicher haben Sie gemerkt, wie wertvoll dieses Tagebuch für Sie ist, weil es Sie unterstützt, konsequent eine der wichtigsten Strategien beim Abnehmen einzuhalten: Buch zu führen. Die Chancen abzunehmen und das erreichte Gewicht später auch zu halten, steigen extrem, wenn man genau festhält, was man isst. Das haben Studien gezeigt. Überzeugen Sie sich selbst: Stellen Sie sich zu Beginn der Woche auf die Waage und vergleichen Sie Ihr aktuelles Gewicht mit Ihrem Anfangsgewicht. Hat sich schon etwas getan? Wenn ja, feiern Sie den Erfolg. Und bedenken Sie immer: Sie selbst entscheiden über Ihre persönlichen Erfolgserlebnisse, und die lassen sich nicht immer anhand eines ausschlagenden Waagenzeigers messen. Ob Sie tatsächlich auf dem richtigen Weg sind, bemerken Sie vielleicht auch am Sitz Ihrer Kleidung oder daran, dass Sie sich viel fitter und energiegeladener fühlen. Und das ist doch sicher so? Falls nicht, machen Sie nochmals den Bewegungs-Check auf Seite 147. Er sagt Ihnen, ob Sie sich wirklich genug bewegen. Und das müssen Sie, den Bewegung ist das A und O beim Abnehmen.

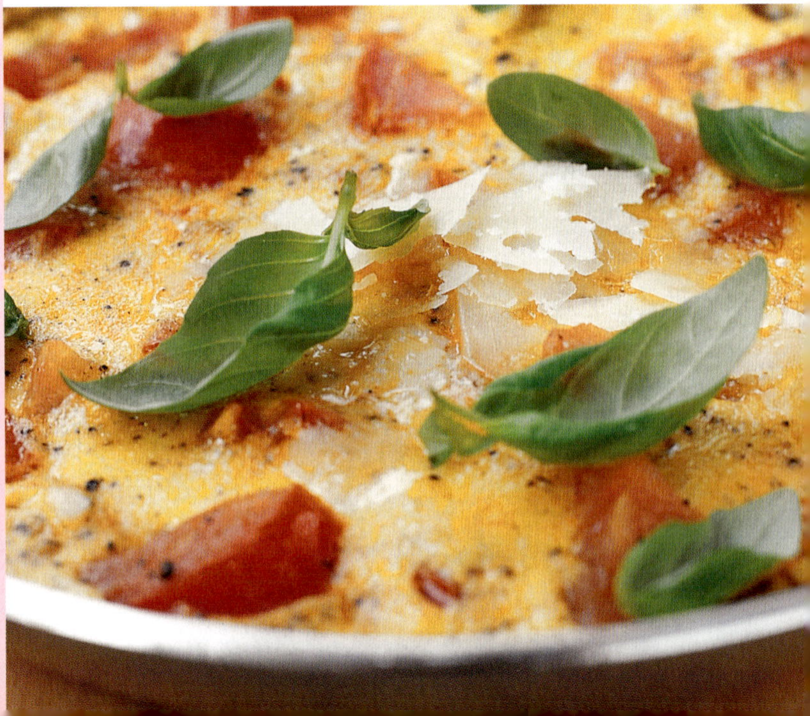

15. Tag

+	GUTE-LAUNE-PLAN	ESSENSPLAN	💧	■
5	**BEWEGUNG** Po-Workout: Im Vierfüßlerstand knien, der Rücken ist gerade. Ein Bein auf Pohöhe anheben und mit der Fußsohle 20-mal zur Decke wippen. Seite wechseln.	**Frühstück** Fünfkorn-Müsli mit Apfel (S. 113)	4	0
5	**TRINKEN** Ich habe heute 2 Liter Wasser getrunken.	**Snack** Kokos-Shake (S. 109)	6	0
	FITNESS 15 Minuten Sport nach Wahl 30 Minuten Sport nach Wahl 45 Minuten Sport nach Wahl 60 Minuten Sport nach Wahl **(Bonuspunkte siehe S. 40)**	**Mittagessen** Gemüsesuppe mit Pestonockerln (S. 121)	23	1
3	**BODY** Eine Gesichtsmaske aus Heilerde ist gut für den Teint – und fürs Selbstbewusstsein!	**Snack** Gemüsesticks mit Joghurt-Dip (S. 143)	2	0
5	**SPECIALS** Ich esse nur das, was ich möchte, und sage entschieden »Nein«, wenn mich jemand dazu drängt.	**Abendessen** Schweinefilet mit Fenchel (S. 134)	15	0
	Sonstiges **Außerdem habe ich heute zusätzliche Bonuspunkte verdient:** __________ __________ __________ __________	**Sonstiges** **Außerdem habe ich heute gegessen bzw. getrunken:** __________ __________ __________ __________		

Glückstipp

Wünsche erfüllen sich manchmal von selbst. Stellen Sie eine Liste auf, was Sie in Ihrem Leben verändern möchten: mit dem Rauchen aufhören, mehr Sport treiben … Kein Wunsch ist zu kitschig, als dass Sie ihn nicht haben dürften!

FETTPUNKTE GESAMT: ________

ZUCKERTEUFEL GESAMT: ________

+ BONUSPUNKTE GESAMT: ________

16. Tag

Glückstipp

Die Kraft ätherischer Öle: Bergamotte wirkt stimmungsaufhellend. Sie können das pure Elixier (aus der Apotheke) auf ein Tuch geben und immer wieder daran schnuppern oder einen Earl-Grey-Tee genießen. Der ist mit Bergamotte-Öl aromatisiert.

+	GUTE-LAUNE-PLAN	ESSENSPLAN	●	■
10	**BEWEGUNG** Heute Morgen schaffe ich 40 Kniebeugen. Mit etwas Musik geht's gleich viel leichter, und ich bin fit für den Tag.	**Frühstück** Rührei mit Krabben (S. 115)	20	0
5	**TRINKEN** Ich habe heute 2 Liter Wasser getrunken.	**Snack** Vollkornbrot mit Camembertcreme (S. 141)	3	0
	FITNESS 15 Minuten Sport nach Wahl 30 Minuten Sport nach Wahl 45 Minuten Sport nach Wahl 60 Minuten Sport nach Wahl **(Bonuspunkte siehe S. 40)**	**Mittagessen** China-Suppe (S. 118)	2	0
3	**BODY** Wannen-Yoga: Im Schneidersitz in die Badewanne setzen und ganz tief und ein- und ausatmen.	**Snack** Zitrus-Carpaccio (S. 138)	1	1
5	**SPECIALS** Partner, Familie, Kollegen oder Freunde habe ich gebeten, mich beim Abnehmen zu unterstützen. Das tun sie auch.	**Abendessen** Schinkensalat (S. 122)	24	0
	Sonstiges **Außerdem habe ich heute zusätzliche Bonuspunkte verdient:** __________ __________ __________	**Sonstiges** **Außerdem habe ich heute gegessen bzw. getrunken:** __________ __________ __________		

● **FETTPUNKTE GESAMT:** ________

■ **ZUCKERTEUFEL GESAMT:** ________

+ BONUSPUNKTE GESAMT: ________

17. Tag

3. Woche

+	GUTE-LAUNE-PLAN	ESSENSPLAN	Fettpunkte	Zuckerteufel
5	**BEWEGUNG** Heute während des Telefonierens immer wieder aufstehen und dann ganz langsam wieder hinsetzen. Das hält fit!	**Frühstück** Mangoquark mit Schokomüsli (S. 113)	6	1
5	**TRINKEN** Ich habe heute 2 Liter Wasser getrunken.	**Snack** Gemüse-Parmesan-Sandwich (1. Hälfte) (S. 143)	6	0
	FITNESS 15 Minuten Sport nach Wahl 30 Minuten Sport nach Wahl 45 Minuten Sport nach Wahl 60 Minuten Sport nach Wahl (Bonuspunkte siehe S. 40)	**Mittagessen** Kabeljau in mediterraner Tomatensauce (S. 131)	17	0
3	**BODY** Ständig Hunger? Einfach 20 Sekunden mit dem Finger in die Vertiefung zwischen Nase und Oberlippe drücken.	**Snack** Möhren-Apfel-Drink (S. 107)	2	1
5	**SPECIALS** Ich habe heute mindestens 5 Portionen Obst und Gemüse gegessen.	**Abendessen** Bunter Bohnensalat (S. 123)	19	0
	Sonstiges Außerdem habe ich heute zusätzliche Bonuspunkte verdient: __________ __________ __________	**Sonstiges** Außerdem habe ich heute gegessen bzw. getrunken: __________ __________ __________		

Glückstipp

Legen Sie zum Essen klassische Musik auf. Die Psycho-Akkustik fand heraus: Mozart-Klänge folgen dem idealen besänftigenden Herzrhythmus von 60 Schlägen pro Minute.

FETTPUNKTE GESAMT: __________

ZUCKERTEUFEL GESAMT: __________

+ BONUSPUNKTE GESAMT: __________

18. Tag

Glückstipp

Langfristiges Glück hängt von der Häufigkeit der Glückserlebnisse ab, nicht von deren Intensität – so die These der Glücksforscher. Das heißt: Ab heute den kleinen Glücksgefühlen tagtäglich viel mehr Bedeutung schenken. Das nette Lächeln der Kollegin, der Sonnenstrahl am Morgen. Auf zum Sammeln!

+	GUTE-LAUNE-PLAN	ESSENSPLAN	●	■
5	**BEWEGUNG** Es tut gut, ab und zu alles zu Fuß zu erledigen. (Wenn Sie Bus & Bahn benutzen, eine Station früher aussteigen.)	**Frühstück** Apfel-Mandel-Müsli (S. 110)	19	1
5	**TRINKEN** Ich habe heute 2 Liter Wasser getrunken.	**Snack** Gemüse-Parmesan-Sandwich (2. Hälfte) (S. 143)	6	0
	FITNESS 15 Minuten Sport nach Wahl 30 Minuten Sport nach Wahl 45 Minuten Sport nach Wahl 60 Minuten Sport nach Wahl (Bonuspunkte s. Seite 40)	**Mittagessen** Kürbis-Kokos-Suppe (S. 121)	13	0
3	**BODY** Beim Duschen Oberschenkel und Po mit einem Massagehandschuh in kreisenden Bewegungen massieren. Das regt die Durchblutung an.	**Snack** Mexiko-Kakao (S. 108)	3	1
5	**SPECIALS** Beim Einkaufen achte ich darauf, nur Frisches und keine Fertigprodukte zu kaufen.	**Abendessen** Putenfilet mit Reis und Quark (S. 135)	9	0
	Sonstiges Außerdem habe ich heute zusätzliche Bonuspunkte verdient: __________ __________ __________ __________	**Sonstiges** Außerdem habe ich heute gegessen bzw. getrunken: __________ __________ __________ __________		

● FETTPUNKTE GESAMT: ________

■ ZUCKERTEUFEL GESAMT: ________

+ BONUSPUNKTE GESAMT: ________

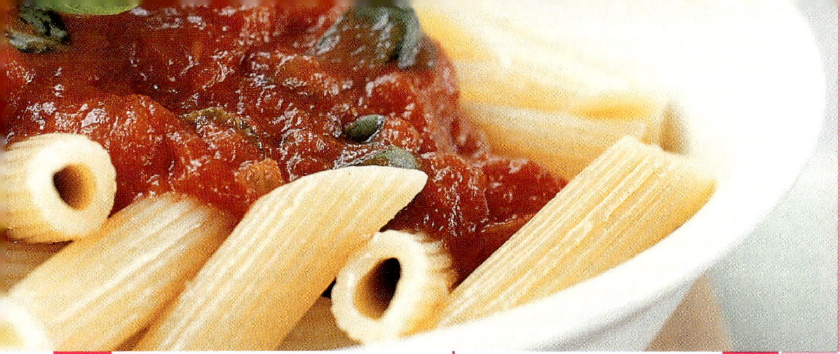

19. Tag

+	GUTE-LAUNE-PLAN	ESSENSPLAN	● (Fett)	■ (Zucker)
5	**BEWEGUNG** Bei jeder Sitzgelegenheit die Pobacken fest anspannen, halten und bis 10 zählen. Dann locker lassen.	**Frühstück** Brötchen mit Avocadocreme (S. 117)	14	0
5	**TRINKEN** Ich habe heute 2 Liter Wasser getrunken.	**Snack** Himbeer-Molke (S. 107)	1	0
	FITNESS 15 Minuten Sport nach Wahl 30 Minuten Sport nach Wahl 45 Minuten Sport nach Wahl 60 Minuten Sport nach Wahl (Bonuspunkte s. Seite 40)	**Mittagessen** Rotbarsch mit Tomaten und Parmesan (S. 130)	29	0
3	**BODY** Im Stressnotfall: Einfach während des Ausatmens – solange es geht – den Buchstaben S summen.	**Snack** Sandwichrolle mit Schinken und Rucola (1. Hälfte) (S. 142)	3	0
5	**SPECIALS** Zucker im Kaffee oder Tee? Das muss nicht sein – ich habe mich daran gewöhnt.	**Abendessen** Bunter Obstsalat mit Erdbeerjoghurt (S. 137)	3	1
	Sonstiges Außerdem habe ich heute zusätzliche Bonuspunkte verdient: __________ __________ __________ __________	**Sonstiges** Außerdem habe ich heute gegessen bzw. getrunken: __________ __________ __________ __________		

Glückstipp

Raus an die frische Luft! Es ist wissenschaftlich erwiesen: Lichtmangel kann müde und antriebslos machen. Denn bei Lichtmangel produziert der Körper das müde machende Schlafhormon Melatonin.

● FETTPUNKTE GESAMT: ________

■ ZUCKERTEUFEL GESAMT: ________

+ BONUSPUNKTE GESAMT: ________

20. Tag

Glückstipp

Bewegung macht froh! Unser Körper nimmt es uns übel, wenn wir stundenlang bewegungslos in bestimmten Positionen verharren. Sport macht glücklich und hebt das Selbstwertgefühl – so die Erkenntnis wissenschaftlicher Untersuchungen.

+	GUTE-LAUNE-PLAN	ESSENSPLAN	●	■
5	**BEWEGUNG** In der Badewanne die Beine nach oben strecken und mit den Händen sanft zum Körper ziehen. Mindestens zehnmal wiederholen.	**Frühstück** Grapefruitquark mit Nüssen (S. 113)	9	1
5	**TRINKEN** Ich habe heute 2 Liter Wasser getrunken.	**Snack** Sandwichrolle mit Schinken und Rucola (2. Hälfte) (S. 142)	3	0
	FITNESS 15 Minuten Sport nach Wahl 30 Minuten Sport nach Wahl 45 Minuten Sport nach Wahl 60 Minuten Sport nach Wahl **(Bonuspunkte s. Seite 40)**	**Mittagessen** Minestrone (S. 121)	8	0
3	**BODY** Schön wie Kleopatra: 2 Liter Vollmilch mit 1 Tasse Honig verrühren und ins Badewasser geben. Die Haut dankt's!	**Snack** Orangen-Drink (S. 109)	1	0
5	**SPECIALS** Die meisten Gerichte koche ich mit Pflanzenöl. Butter verwende ich wirklich nur noch sehr sparsam.	**Abendessen** Tomaten-Avocado-Salat (S. 123)	29	0
	Sonstiges Außerdem habe ich heute zusätzliche Bonuspunkte verdient: __________ __________ __________	**Sonstiges** Außerdem habe ich heute gegessen bzw. getrunken: __________ __________ __________		

● **FETTPUNKTE GESAMT:** ________

■ **ZUCKERTEUFEL GESAMT:** ________

+ BONUSPUNKTE GESAMT: ________

21. Tag

+	GUTE-LAUNE-PLAN	ESSENSPLAN		■
5	**BEWEGUNG** Für die Taille: Auf den Bauch legen, Hände aufstützen, Oberkörper langsam aufrichten. Wenn die Arme ausgestreckt sind, 15 Sek. halten.	**Frühstück** Apfel-Schinken-Sandwich (S. 114)	5	0
5	**TRINKEN** Ich habe heute 2 Liter Wasser getrunken.	**Snack** Tomaten-Zitrus-Shake (S. 108)	0	1
	FITNESS 15 Minuten Sport nach Wahl 30 Minuten Sport nach Wahl 45 Minuten Sport nach Wahl 60 Minuten Sport nach Wahl (Bonuspunkte s. Seite 40)	**Mittagessen** Rinderfilet mit Tomatensauce und Salat (S. 135)	29	0
3	**BODY** An der Innenseite der Oberschenkel mit Druck vom Knie zur Leiste streichen. Regt den Lymphfluss an.	**Snack** Vollkorn-Sandwich mit Birnenquark (1. Hälfte) (S. 142)	5	0
5	**SPECIALS** Für mein Frühstück nehme ich mir morgens ausgiebig Zeit.	**Abendessen** Mandel-Milchreis mit Kirschen (S. 137)	11	1
	Sonstiges Außerdem habe ich heute zusätzliche Bonuspunkte verdient: __________ __________ __________	**Sonstiges** Außerdem habe ich heute gegessen bzw. getrunken: __________ __________ __________		

Glückstipp

Nur kein Stress! Gönnen Sie sich und Ihrem Körper regelmäßige Auszeiten. Denn Studien haben gezeigt, dass gestresste Menschen viel häufiger mit ihrem Gewicht zu kämpfen haben. Ganz abgesehen davon, dass sich so das Risiko für Diabetes und Bluthochdruck erhöht.

FETTPUNKTE GESAMT: __________

■ **ZUCKERTEUFEL GESAMT:** __________

+ **BONUSPUNKTE GESAMT:** __________

Woche 4: Endspurt

Jetzt geht's an die letzte Etappe. Einen Großteil haben Sie schon hinter sich gebracht. Wahrscheinlich ist Ihnen das Zählen der Fettpunkte und Zuckerteufel schon zur Gewohnheit geworden. Gut so, denn Sie können das Programm auch nach den vier Wochen beibehalten. Wie fühlen Sie sich? Wie viel von dem, was Sie sich vorgenommen haben, haben Sie schon erreicht? Blättern Sie vor zu Seite 145. Hier haben Sie vor ein paar Wochen genau aufgeschrieben, was Sie sich von der Umstellung der Ernährung erhoffen. Und? Sind Sie dem Ziel näher gekommen? Haben Sie Ihr Wunschgewicht bereits erreicht? Auch wenn es noch in weiter Ferne ist. Denken Sie positiv und geben Sie nicht auf. Sie schaffen das! Wo ein Wille ist, ist auch ein Weg. Gehen Sie nochmals die zehn Schritte durch: Essen, was der Körper braucht, Fett und Zucker meiden, ausreichend bewegen, Frühstück nicht vergessen, regelmäßig essen, viel trinken, bewusst genießen, sein individuelles Diätziel vor Familie, Partner oder Kollegen behaupten, die Kraft der Gedanken nutzen und Gewohnheiten ändern. Viele kleine Schritte ergeben zusammen einen großen Schritt in die richtige Richtung.

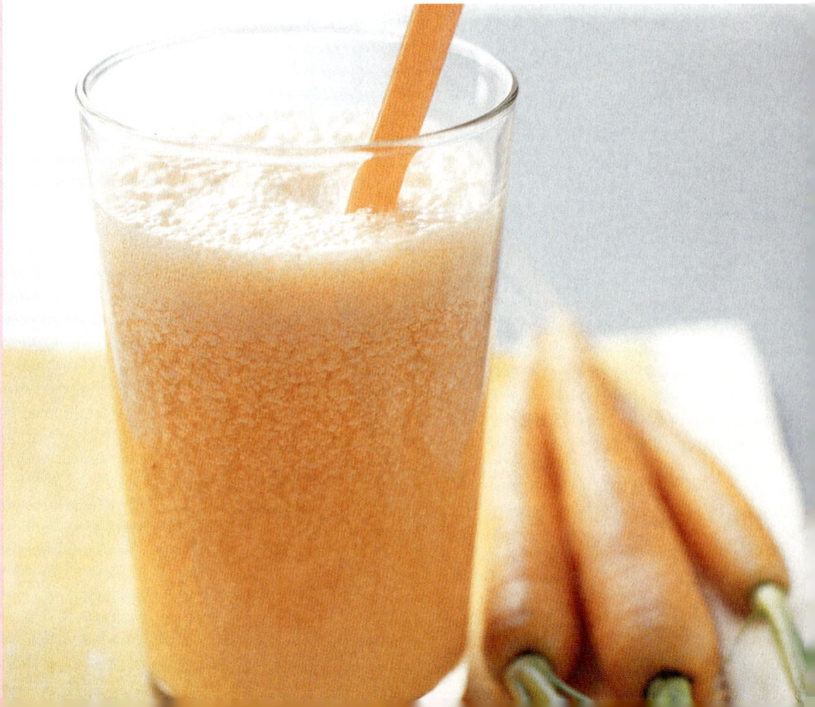

22. Tag

4. Woche

+	GUTE-LAUNE-PLAN	ESSENSPLAN	💧	■
5	**BEWEGUNG** Lust auf Tanzen? Salsa, Merengue, Hip Hop oder Rock: Die Bewegung zur Musik macht gute Laune.	**Frühstück** Kokosmüsli mit Orangen (S. 110)	9	0
5	**TRINKEN** Ich habe heute 2 Liter Wasser getrunken.	**Snack** Artischocken-Shake (S. 107)	3	0
	FITNESS 15 Minuten Sport nach Wahl 30 Minuten Sport nach Wahl 45 Minuten Sport nach Wahl 60 Minuten Sport nach Wahl (Bonuspunkte s. Seite 40)	**Mittagessen** Pfannkuchen mit Spargel (S. 126)	25	0
3	**BODY** Zeit für eine große Kanne Brennnesseltee. So werden Schlacken und Giftstoffe besser ausgeschwemmt.	**Snack** Vollkorn-Sandwich mit Birnenquark (2. Hälfte) (S. 142)	5	0
5	**SPECIALS** Streichwurst oder Salami esse ich nicht. Beim Schinken schneide ich immer den Fettrand weg.	**Abendessen** Asiatische Miso-Suppe (S. 118)	8	0
	Sonstiges Außerdem habe ich heute zusätzliche Bonuspunkte verdient: __________ __________ __________ __________	**Sonstiges** Außerdem habe ich heute gegessen bzw. getrunken: __________ __________ __________ __________		

Glückstipp

Lassen Sie heute einen Drachen steigen oder machen Sie einen langen Spaziergang über Felder und Wiesen. Die Kombination aus Spaß, Bewegung und frischer Luft setzt Endorphine frei und erhöht den Serotonin-Spiegel im Gehirn. Außerdem tut es gut, sich mal wieder so richtig durchpusten zu lassen.

💧 FETTPUNKTE GESAMT: __________

■ ZUCKERTEUFEL GESAMT: __________

+ BONUSPUNKTE GESAMT: __________

23. Tag

Glückstipp

Duftkerzen mit Zitronen- oder Orangenaroma signalisieren dem Gehirn »Ich bin satt«. Auch gut: ein paar Tropfen Aromaöl auf den Staubsaugerbeutel geben.

+	GUTE-LAUNE-PLAN	ESSENSPLAN	●	■
5	**BEWEGUNG** Für eine starke Mitte: einfach ab und zu den Bauch in Richtung Wirbelsäule einziehen.	**Frühstück** Mango-Schinken-Wrap (S. 142)	16	1
5	**TRINKEN** Ich habe heute 2 Liter Wasser getrunken.	**Snack** Mango-Lassi (S. 108)	4	0
	FITNESS 15 Minuten Sport nach Wahl 30 Minuten Sport nach Wahl 45 Minuten Sport nach Wahl 60 Minuten Sport nach Wahl (Bonuspunkte s. Seite 40)	**Mittagessen** Kohlrabisalat mit Orange (S. 125)	19	0
3	**BODY** Aromaöle verstärken die entspannende Wirkung eines Bades. Lavendelöl vertreibt die Niedergeschlagenheit und Stress im Nu.	**Snack** Thunfisch-Sandwich (S. 141)	4	0
5	**SPECIALS** Ich esse nicht aus Langeweile, im Stress oder zum Trost. Da habe ich viel Besseres zu bieten.	**Abendessen** Putenröllchen in Kokossauce (S. 135)	7	0
	Sonstiges Außerdem habe ich heute zusätzliche Bonuspunkte verdient: ________ ________ ________ ________	**Sonstiges** Außerdem habe ich heute gegessen bzw. getrunken: ________ ________ ________ ________		

● FETTPUNKTE GESAMT: ________

■ ZUCKERTEUFEL GESAMT: ________

+ BONUSPUNKTE GESAMT: ________

24. Tag

	GUTE-LAUNE-PLAN	ESSENSPLAN	Fettpunkte	Zuckerteufel
5	**BEWEGUNG** Gut für Bauch und Oberschenkel: Im Sitzen ein Bein anheben und in die Luft malen. 1 Min. pro Bein!	**Frühstück** Tomaten-Mozzarella-Bagel (S. 115)	18	0
5	**TRINKEN** Ich habe heute 2 Liter Wasser getrunken.	**Snack** Buttermilch-Pannacotta (S. 139)	1	2
	FITNESS 15 Minuten Sport nach Wahl 30 Minuten Sport nach Wahl 45 Minuten Sport nach Wahl 60 Minuten Sport nach Wahl (Bonuspunkte s. Seite 40)	**Mittagessen** Kalte Gurkensuppe (S. 118)	1	0
3	**BODY** Heute nehme ich mir eine halbe Stunde Zeit nur für mich ganz allein. Einfach zum Abschalten und Regenerieren.	**Snack** Bananen-Erdbeer-Shake (S. 108)	4	0
5	**SPECIALS** Ein Glas Wein zum Abendessen? Warum nicht! Ich genieße es aber ganz bewusst und in Maßen.	**Abendessen** Gegrillter Lachs mit Mangosauce (S. 130)	26	0
	Sonstiges Außerdem habe ich heute zusätzliche Bonuspunkte verdient: ____	**Sonstiges** Außerdem habe ich heute gegessen bzw. getrunken: ____		

Glückstipp

Glücksgriff! Eine Massage hellt die Stimmung auf, vertreibt Stress und Sorgen. Gönnen Sie sich heute eine Behandlung in einem professionellen Massagestudio!

FETTPUNKTE GESAMT: ____

ZUCKERTEUFEL GESAMT: ____

BONUSPUNKTE GESAMT: ____

25. Tag

Glückstipp

Shopping-Workout: Wann waren Sie das letzte Mal so richtig gemütlich shoppen? Wie wäre es mit heute? Beim Einkaufen verlieren Sie nämlich ordentlich Kalorien – rund 250 während eines einstündigen Schaufenstermarathons.

FETTPUNKTE GESAMT: ______

ZUCKERTEUFEL GESAMT: ______

+ BONUSPUNKTE GESAMT: ______

+	GUTE-LAUNE-PLAN	ESSENSPLAN	Fettpunkte	Zuckerteufel
5	**BEWEGUNG** Morgens auf dem Weg zum Bad auf die Zehenspitzen stellen, Hände zur Decke strecken und so lange wie möglich dehnen.	**Frühstück** Bananen-Nuss-Müsli (S. 111)	12	1
5	**TRINKEN** Ich habe heute 2 Liter Wasser getrunken.	**Snack** Heidelbeer-Kefir (S. 107)	6	0
	FITNESS 15 Minuten Sport nach Wahl 30 Minuten Sport nach Wahl 45 Minuten Sport nach Wahl 60 Minuten Sport nach Wahl (Bonuspunkte s. Seite 40)	**Mittagessen** Rote-Bete-Suppe (S. 119)	12	0
3	**BODY** Dem Stress Paroli bieten – ein Nickerchen zwischendurch von 10 bis 20 Minuten wirkt höchst belebend.	**Snack** Melonen-Ingwer-Shake (S. 109)	0	1
5	**SPECIALS** Im Restaurant und zu Hause dosiere ich fette Saucen sparsam oder verzichte ganz darauf.	**Abendessen** Sommerlicher Nudelsalat (S. 129)	20	1
	Sonstiges Außerdem habe ich heute zusätzliche Bonuspunkte verdient: ______ ______ ______	**Sonstiges** Außerdem habe ich heute gegessen bzw. getrunken: ______ ______ ______		

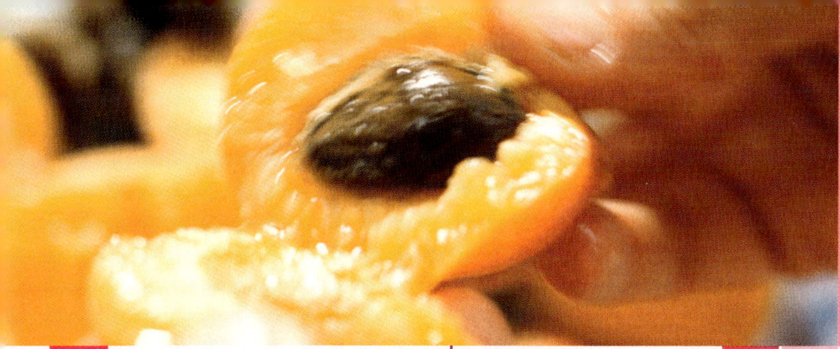

26. Tag

+	GUTE-LAUNE-PLAN	ESSENSPLAN	Fett	Zucker
5	**BEWEGUNG** Armtraining: Je eine große Plastik-Wasserflasche fest in die Hand nehmen. Die ausgestreckten Arme gleichzeitig nach oben bewegen. 20-mal wiederholen.	**Frühstück** Vollkornbrötchen mit Ei (S. 114)	9	0
5	**TRINKEN** Ich habe heute 2 Liter Wasser getrunken.	**Snack** Kokos-Shake (S. 109)	6	1
	FITNESS 15 Minuten Sport nach Wahl 30 Minuten Sport nach Wahl 45 Minuten Sport nach Wahl 60 Minuten Sport nach Wahl **(Bonuspunkte s. Seite 40)**	**Mittagessen** Vollkorn-Pizza mit Tomaten und Spinat (S. 127)	25	0
3	**BODY** Dinner Cancelling: Heute das Abendessen einfach etwas vorverlegen und nach 17 Uhr nichts mehr essen.	**Snack** Erdbeer-Grapefruit-Shake (S. 109)	1	1
5	**SPECIALS** Fruchtaufstrich statt Marmelade oder Nuss-Nougat-Creme? Na, das ist doch selbstverständlich!	**Abendessen** Überbackener Fenchel (S. 129)	9	1
	Sonstiges **Außerdem habe ich heute zusätzliche Bonuspunkte verdient:** __________ __________ __________	**Sonstiges** **Außerdem habe ich heute gegessen bzw. getrunken:** __________ __________ __________		

Glückstipp

Ein wohlwollendes Bad am Morgen wirkt nicht nur entspannend, es macht fit und weckt die Lebensgeister. Geben Sie ein Paar Tropfen Zitrusöl ins Badewasser, die ätherischen Öle wirken wie ein Frischekick für die Zellen.

FETTPUNKTE GESAMT: ________

ZUCKERTEUFEL GESAMT: ________

+ BONUSPUNKTE GESAMT: ________

27. Tag

Glückstipp

Ganz relaxt. Stehen wir unter Strom, schüttet der Körper Adrenalin aus. Ein großes Glas Wasser spült die Stresshormone weg. Es wirkt sofort! Außerdem atmen Sie wieder tiefer, wenn Sie trinken.

+	GUTE-LAUNE-PLAN	ESSENSPLAN	●	■
5	**BEWEGUNG** Statt Fernsehabend auf der Couch genieße ich den Abend und gehe heute eine Viertelstunde spazieren.	**Frühstück** Grapefruit-Joghurt mit frischen Feigen (S. 111)	4	1
5	**TRINKEN** Ich habe heute 2 Liter Wasser getrunken.	**Snack** Gemüse-Parmesan-Sandwich (1. Hälfte) (S. 143)	6	0
	FITNESS 15 Minuten Sport nach Wahl 30 Minuten Sport nach Wahl 45 Minuten Sport nach Wahl 60 Minuten Sport nach Wahl (Bonuspunkte s. Seite 40)	**Mittagessen** Ratatouille (S. 126)	17	0
3	**BODY** Algenmaske auf Bauch, Beinen und Po verstreichen. Zehn Minuten einwirken lassen. Noch effektiver wirkt's nach dem Sport.	**Snack** Bananenflip (S. 108)	1	0
5	**SPECIALS** Salatdressing mische ich am liebsten selbst. So sehe ich, wie viel Fett drinsteckt.	**Abendessen** Forelle mit Tomaten-Bruschetta (S. 133)	22	0
	Sonstiges Außerdem habe ich heute zusätzliche Bonuspunkte verdient: __________ __________ __________ __________	**Sonstiges** Außerdem habe ich heute gegessen bzw. getrunken: __________ __________ __________ __________		

● **FETTPUNKTE GESAMT:** ________

■ **ZUCKERTEUFEL GESAMT:** ________

+ BONUSPUNKTE GESAMT: ________

28. Tag

+	GUTE-LAUNE-PLAN	ESSENSPLAN	Fettpunkte	Zuckerteufel
5	**BEWEGUNG** Entspannen nach Jacobson: Bauch anspannen, Luft anhalten. Beim Entspannen tief durch den Mund ausatmen.	**Frühstück** Erdbeer-Zimt-Müsli (S. 111)	5	1
5	**TRINKEN** Ich habe heute 2 Liter Wasser getrunken.	**Snack** Mango-Lassi (S. 108)	4	0
	FITNESS 15 Minuten Sport nach Wahl 30 Minuten Sport nach Wahl 45 Minuten Sport nach Wahl 60 Minuten Sport nach Wahl (Bonuspunkte s. Seite 40)	**Mittagessen** Feldsalat mit Champignons (S. 125)	17	0
3	**BODY** Bauch-Massage: Massageöl anwärmen und den Bauch mit der rechten, dann mit der linken Hand im Uhrzeigersinn reiben.	**Snack** Gemüse-Parmesan-Sandwich (2. Hälfte) (S. 143)	6	0
5	**SPECIALS** Auch nach der Diät werde ich mein neu erlerntes Essverhalten beibehalten.	**Abendessen** Hähnchencurry mit Gemüse (S. 133)	18	1
	Sonstiges Außerdem habe ich heute zusätzliche Bonuspunkte verdient:	**Sonstiges** Außerdem habe ich heute gegessen bzw. getrunken:		

Glückstipp

Schlank durch Ablenkung. Machen Sie gleich morgens im Bett eine Slim-Meditation. Schließen Sie die Augen und stellen Sie sich vor, wie Sie mit ein paar Pfund weniger im Stretchkleid aussehen. Das motiviert positiv und hilft, weniger zu essen.

FETTPUNKTE GESAMT: ______

ZUCKERTEUFEL GESAMT: ______

+ BONUSPUNKTE GESAMT: ______

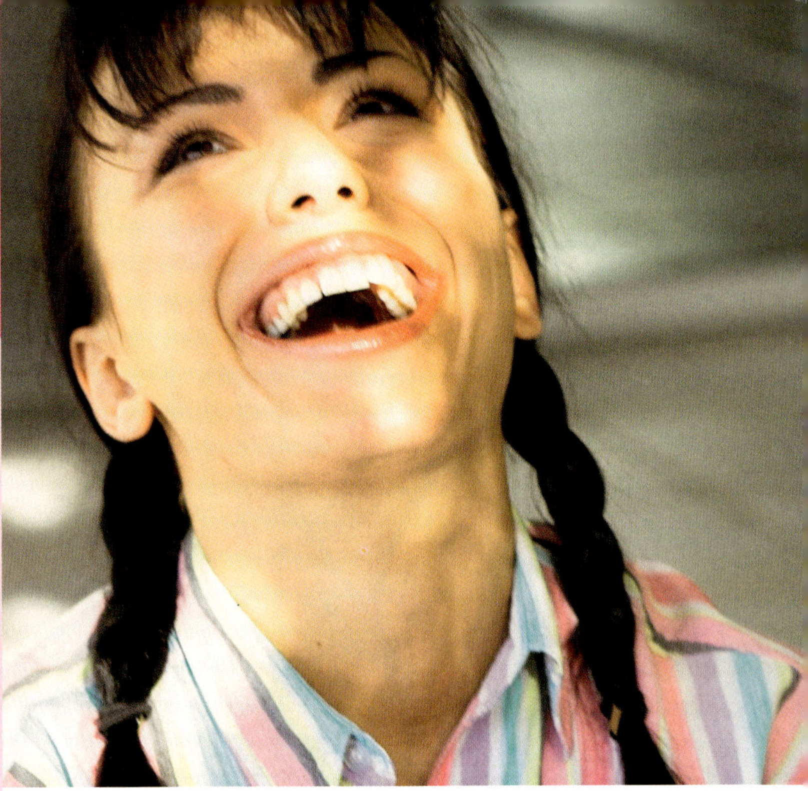

Ziel erreicht – was nun?

Herzlichen Glückwunsch. Sie haben es geschafft! Legen Sie das Buch kurz zur Seite und freuen sich über Ihren Erfolg. In den vergangenen Wochen haben Sie sehr viel geleistet und tapfer durchgehalten. Sie haben sich ganz bewusst mit Ihrem Ess- und Bewegungsverhalten auseinander gesetzt, genauestens protokolliert, kontrolliert und gegebenenfalls verbessert. Sicher waren einige Umstellungen nicht immer ganz einfach. Vielleicht sind Sie auch hin und wieder in Ihre alten Gewohnheiten zurückgefallen. Macht nichts! Sie sind schon so weit gekommen und haben viel gelernt. Sie können stolz auf sich sein!

Lassen Sie sich die letzten Wochen noch einmal durch den Kopf gehen und notieren Sie Ihre Erfolge in der Tabelle »Darauf kann ich stolz sein« auf Seite 149. Und da gibt es sicher einiges.

So entkomme ich der Jo-Jo-Falle

»Ich habe in den letzten dreißig Jahren 500 Kilo abgenommen«, erzählte mir neulich eine Frau. »Abnehmen ist bei mir gar nicht das Problem, aber bei dem Versuch das Gewicht zu halten, sind die Heißhungerattacken immer schlimmer geworden und ich habe meist recht schnell wieder zugenommen.« Wovon diese Frau spricht? Von der so genannten Jo-Jo-Falle, in die viele von uns schon mehr als einmal getappt sind.

Ende in Sicht?

Schon zu Beginn einer Diät begleiten uns oft Gedanken an den Tag, an dem wir endlich wieder essen dürfen, was wir wollen. Ist die Tortur vorbei, fallen wir zurück in unser altes Essmuster und essen die »verbotenen« Dinge, die wir uns so lange verkneifen mussten. Was passiert? Handelte es sich bei der Diät um eines der so genannten Crash-Programme, gerät der Körper tatsächlich in eine Art Hungersnot. Der Stoffwechsel schaltet auf Sparflamme. Sobald er dann wieder ausreichend Nahrung erhält, bunkert er die Kalorien gleich doppelt. Die Folge: Schon nach ein paar Wochen hat man nicht nur die mühsam verlorenen Pfunde wieder drauf, sondern noch ein Extrapolster dazu. Diesen Prozess bezeichnen Wissenschaftler als Jo-Jo-Effekt.
Gibt es einen Ausweg? Ja, da kann ich Sie beruhigen. Den gibt es! Es kommt einfach nur darauf an, langsam abzunehmen und diese gesunde Ernährungsform dann auch dauerhaft durchzuhalten. Langsam abgenommen haben Sie bereits. Sie wissen auch, worauf es beim Abnehmen ankommt und was gesunde Ernährung bedeutet. Sie haben sich mit Ihrem Essverhalten intensiv auseinander gesetzt und ungesunde Gewohnheiten durch gesunde ersetzt. Sie wissen auch, dass es nichts bringt, nach der Diät wieder in das alte Muster zurückzufallen. Ab jetzt heißt es einfach nur: Durchhalten und den neuen Prinzipien treu bleiben. So ist der Jo-Jo-Effekt für Sie garantiert kein Thema!

So werde ich mein eigener Diät Coach

Jetzt beginnt der schwierigste Teil der Diät, denn nicht das Abnehmen ist die Herausforderung, sondern das Halten des Gewichts. Wenn Sie sich an die folgenden Punkte halten, kann eigentlich nichts schiefgehen:

Ausgewogen essen

Das oberste Gebot beim Abnehmen lautet: sich ausgewogen ernähren. Keine Angst, »ausgewogen« ist kein Synonym für »Ab jetzt nur noch Gemüse« oder »Nie wieder Schokolade«. »Ausge-

Tipp

Ursachensuche

Ist Ihr Gewicht wieder angestiegen? Dann überlegen Sie sich, was der Grund dafür sein könnte: Sind Sie vielleicht etwas nachlässig geworden? Trinken Sie auch genug? Womöglich hat sich auch etwas Trägheit in Ihren Alltag eingeschlichen und Sie bewegen sich nicht genug? Meist stecken nur Kleinigkeiten dahinter, die sich schnell beheben lassen.

wogen« bedeutet lediglich, dass Ihr Körper über die Woche gesehen, mit allem versorgt wird, was er braucht. Essen Sie reichlich Obst und Gemüse und bevorzugen Sie Vollkornprodukte, wo immer es geht. Denn sie machen lange satt, weil bei ihnen – anders als beim Weißmehl – die Kohlenhydrate nur ganz allmählich ins Blut übergehen. Bei den Eiweißlieferanten wie Fleisch oder Milchprodukten wählen Sie, so oft wie möglich, die fettarme Variante. Am besten ist, Sie werfen nochmals einen Blick auf die neuen Ernährungsrichtlinien von Seite 32 f.. Hier sehen Sie auf einen Blick, was Ihr Körper braucht.

Keine Verbote

Der Haken an strikten Verboten ist, dass sie auf Dauer nicht durchzuhalten sind. Im Gegenteil: Sie steigern den Heißhunger noch mehr. Besser, als sich mit schlechtem Gewissen zu schwören, ab morgen keine Süßigkeiten mehr zu essen, ist die flexible Kontrolle: Erlauben Sie sich eine bestimmte Menge pro Woche, und genießen Sie die, wenn Ihnen danach ist. Sie müssen nur die Fettpunkte und Zuckerteufel im Auge behalten. Sparen Sie an anderer Stelle, wenn Sie doch einmal »gesündigt« haben. Essen Sie dann zum Mittagessen beispielsweise nur einen Salat oder legen eine Sportschicht ein. Hauptsache am Ende der Woche stimmt die Bilanz. Verbieten Sie sich deshalb nichts, sondern genießen Sie alles. Aber in Maßen!

Tipp

Alkohol macht dick

Alkoholhaltige Getränke enthalten – bis auf ein paar wenige – kein Fett. Trotzdem sind sie in der Lebensmitteltabelle (ab Seite 150) mit Fettpunkten bewertet. Das liegt daran, dass der enthaltene Alkohol die Verbrennung von Nahrungsfett hemmt. So sind Wein, Bier & Co. als reines Fett zu behandeln. Nach folgender Formel: Alkoholmenge (in Gramm) x 7/9 = Zahl der Fettpunkte Wer abnehmen will, sollte Alkohol daher ganz bewusst und in Maßen genießen.

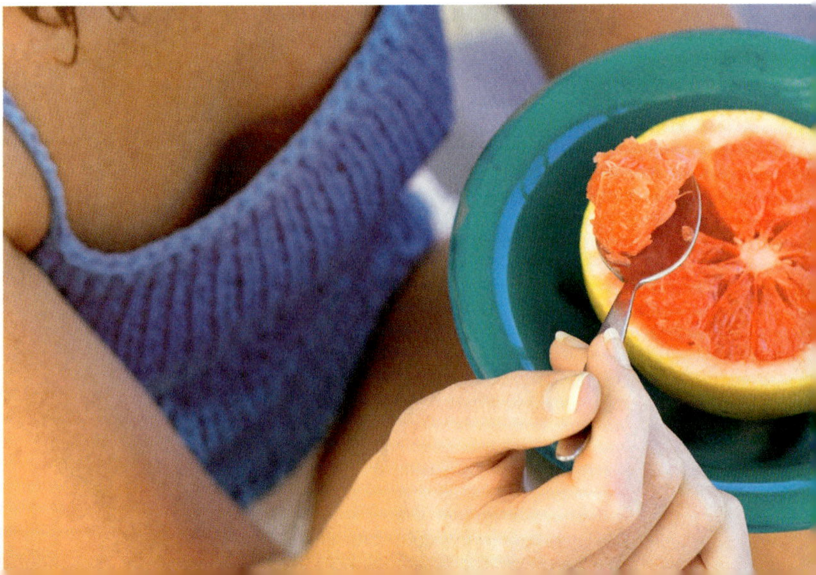

Wappnen Sie sich

Überlegen Sie sich Strategien für schwache Momente. Mit Hilfe Ihres Ernährungstagebuchs haben Sie herausgefunden, bei welchen Gelegenheiten Gefahren lauern. Sie erinnern sich? Wenn Sie gelangweilt, gestresst oder traurig sind? Nehmen Sie sich dann bewusst vor, in dieser Situation etwas anderes zu tun, als instinktiv zur Keksdose zu greifen. Gehen Sie kurz spazieren oder duschen Sie heiß. Hauptsache, Sie setzen der alten Gewohnheit eine neue entgegen.

Motivieren hilft

Studien beweisen: Wie wir uns sehen, bestimmt, wie wir aussehen. Kreisen Ihre Gedanken den ganzen Tag um die Tatsache, dass Sie »zu dick« sind, brauchen Sie sich nicht zu wundern, wenn sich Ihr Körper weisungsgemäß rundet. Versuchen Sie, Ihre inneren Gespräche zu verfolgen. Holen Sie sich außerdem die Unterstützung Ihres Unterbewusstseins, indem Sie das, was Sie erreichen wollen, so detailliert wie möglich ausmalen. Wie wollen Sie sich fühlen? Wie möchten Sie aussehen? Je lebendiger Sie sich das vorstellen, desto besser. Das Allerwichtigste: Denken Sie positiv!

Rechnen Sie mit Rückfällen

- Wenn Sie von sich erwarten, perfekt zu sein, werden Sie vermutlich bald das Handtuch werfen, denn Rückfälle wird es auf jeden Fall geben. Das ist aber kein Drama, sondern vollkommen normal! Also kein Grund, alles aufzugeben.
- Bleiben Sie gelassen, wenn Sie doch mal schwach geworden sind. Und vor allem: Bestrafen Sie sich nicht dafür.
- Überlegen Sie in Ruhe, woran es gelegen haben könnte und was Sie beim nächsten Mal anders machen werden.
- Richten Sie Ihren Blick nach vorne und machen Sie weiter. Ihre bisherigen Erfolge schmälert ein kleiner Rückfall nicht im Geringsten!

Bewusstes Essen

Das Brötchen auf dem Weg zum Büro, die Pizza vor dem Fernseher: Was »nebenbei« gegessen wird, kann vom Gehirn gar nicht richtig registriert werden. Sie haben automatisch schneller wieder Hunger und essen so letztendlich mehr. Setzen Sie sich zum Essen hin, essen Sie nicht alleine, sondern in Gesellschaft, unterhalten Sie sich, legen Sie nach jedem Bissen das Besteck ab und nehmen Sie es erst wieder zur Hand, wenn Sie heruntergeschluckt haben.

Sich Zeit nehmen

Sie essen gerne. Sie essen gerne gut, gesund und möglichst abwechslungsreich. Aber: Sie haben nicht die Zeit, stundenlang Gemüse zu schnippeln. Schließlich hetzen Sie frühmorgens aus dem Haus und sitzen meist den ganzen Tag im Büro. Gründe etwas Schnelles, Ungesundes oder Fertiges zu essen gibt es genügend, doch es gibt nur einen Grund, Zeit ins Essen zu investieren: Ihre Gesundheit, und sie ist das wichtigste Gut, das Sie haben. Und bedenken Sie: Es ist nicht die eine Fertigpizza, die zu Buche schlägt. Es sind die ungesunden Kleinigkeiten an 365 Tagen im Jahr, die sich summieren.

Bewegen Sie sich

Wer sich nach der Diät auf seinen Lorbeeren ausruht, kann das erreichte Gewicht sicher nicht allzu lange halten. Kein Wunder, denn durch die regelmäßige Bewegung hat sich die Stoffwechselrate erheblich verbessert und der Energieverbrauch erhöht. Fällt das gesunde Maß an Sport weg, drosselt der Körper sofort den Stoffwechsel, der Energieverbrauch sinkt wieder ab. Die Folge: Wenn Sie dann normal weiteressen, werden Sie automatisch wieder zunehmen. Es lohnt sich also, mindestens zweimal pro Woche zu trainieren und dieses Pensum dann auch beizubehalten. Die genaue Intensität Ihres Sportprogramms können Sie wie gesagt selbst individuell festlegen: Diättraining sanft oder turbo – wie Sie wollen!

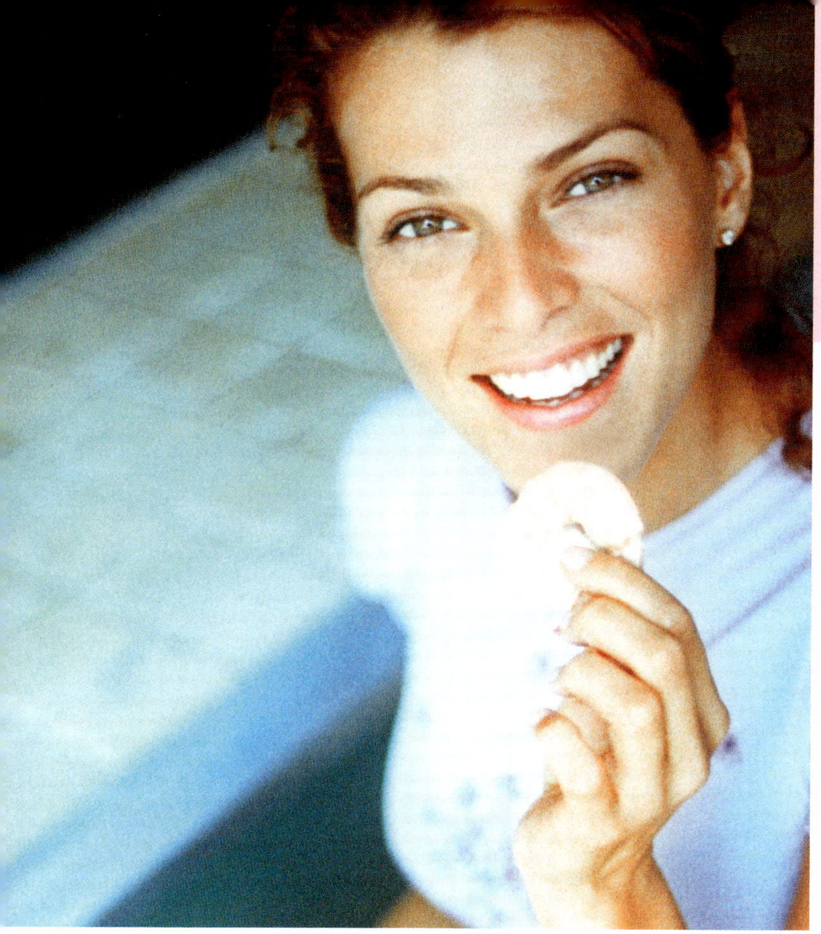

Jokertag

Gönnen Sie sich auch ab und zu etwas. Sonst wird das Abnehmen schnell zum Frust. Notieren Sie sich, auf welche »Dickmacher« Sie im Moment nicht verzichten wollen. Ganz einfach, weil sie Sie glücklich und zufrieden machen und einfach zu Ihrem Leben dazu gehören: Die Pizza zum Tatort, das Fünf-Gänge-Menü bei Freunden oder der Sonntagsbraten bei Mama ... Was auch immer für Sie wichtig ist. Gönnen Sie sich's! Mit Hilfe der Bonuspunkte können Sie sich solche Jokertage ja ganz problemlos verdienen und ohne schlechtes Gewissen genießen.

Viel trinken

Sie wissen ja: Mindestens zwei bis drei Liter Flüssigkeit braucht Ihr Körper, um den Stoffwechsel und die Fettverbrennung in Gang zu halten. Diese stellen Sie ihm am besten in Form von Wasser zur Verfügung, denn dies hat 0 Fettpunkte, 0 Zuckerteufel und keine Kalorien. Überlegen Sie sich, wo tun Sie was, immer zur gleichen Zeit? Deponieren Sie dort einen Zettel mit der Aufschrift: »Mehr trinken«. Nach ein paar Wochen tun Sie das ganz automatisch.

Tipp

Trinktraining

Schreiben Sie sich eine Woche lang auf, was und wie viel Sie trinken. Zwei bis drei Liter sollten es idealerweise sein. Trinken Sie weniger, erhöhen Sie die Menge in kleinen Schritten. So gewöhnt sich der Körper langsam an die Trinkmenge und wird künftig auch danach verlangen.

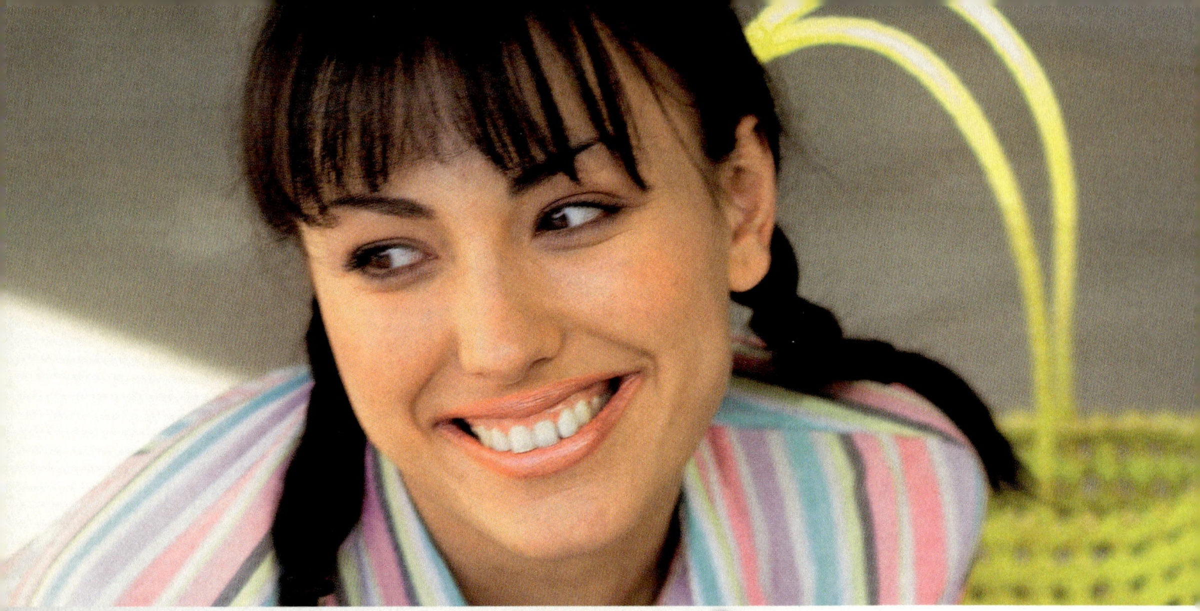
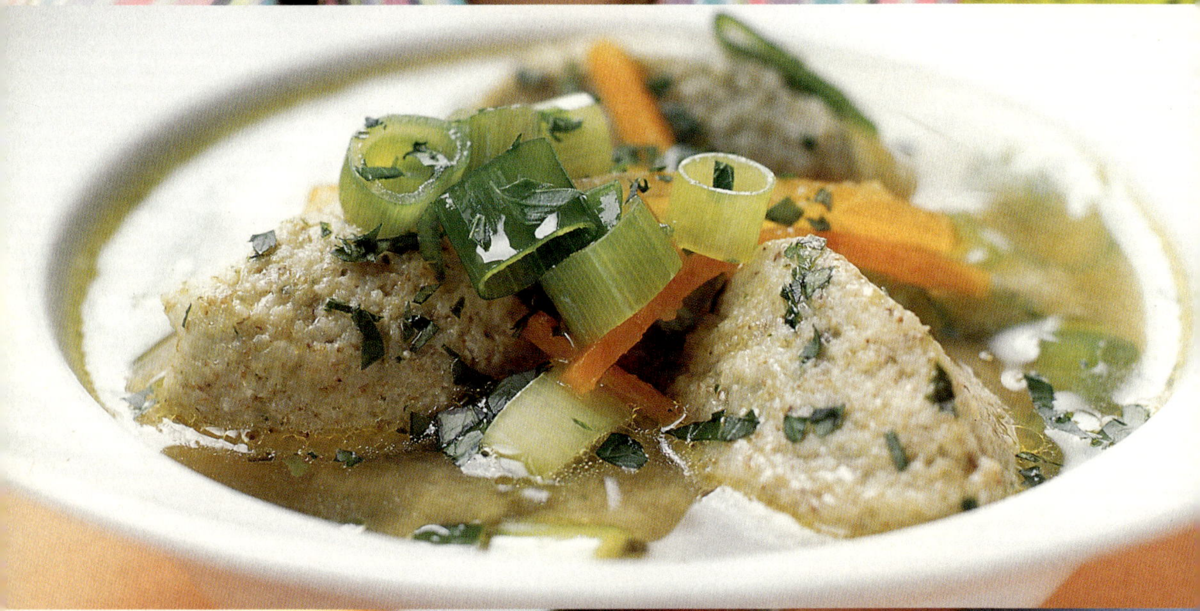
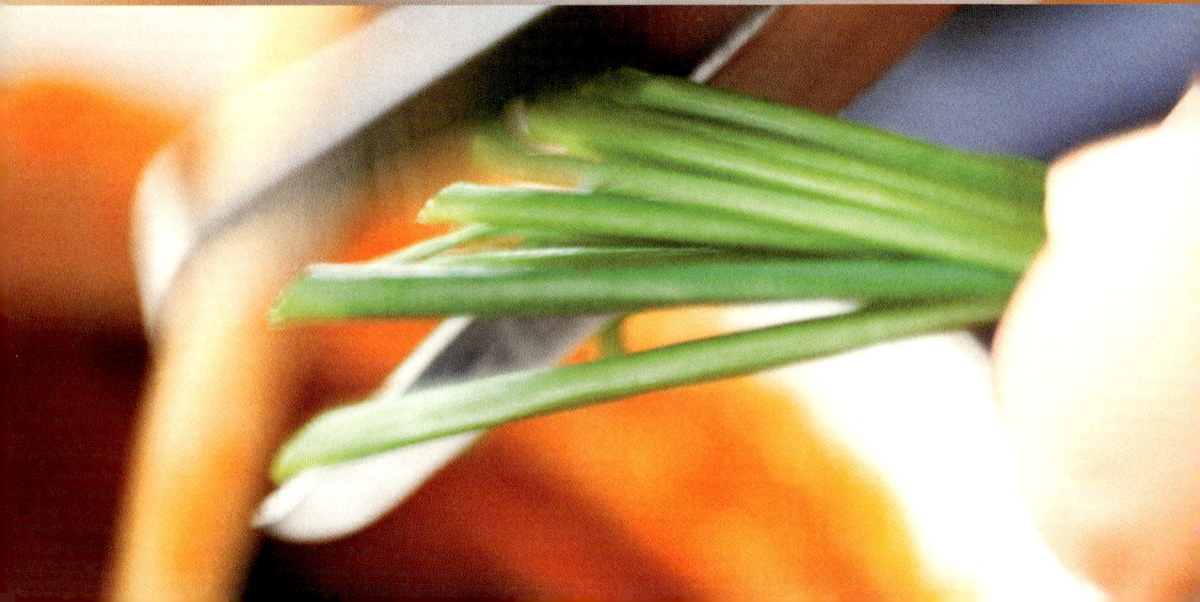

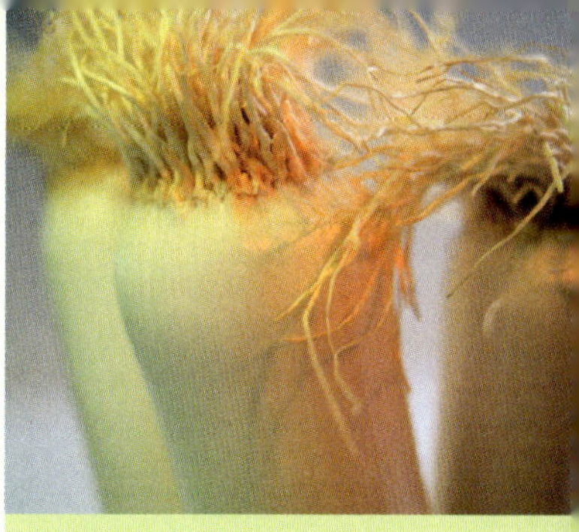

Die Rezepte

Mix it: Die Rezepte

Abnehmen, ohne zu verzichten – die Gerichte auf den folgenden Seiten machen's möglich. Essen Sie nach dem vorgegebenen 4-Wochen-Plan oder kombinieren Sie die 96 Rezepte ganz nach Lust und Laune.

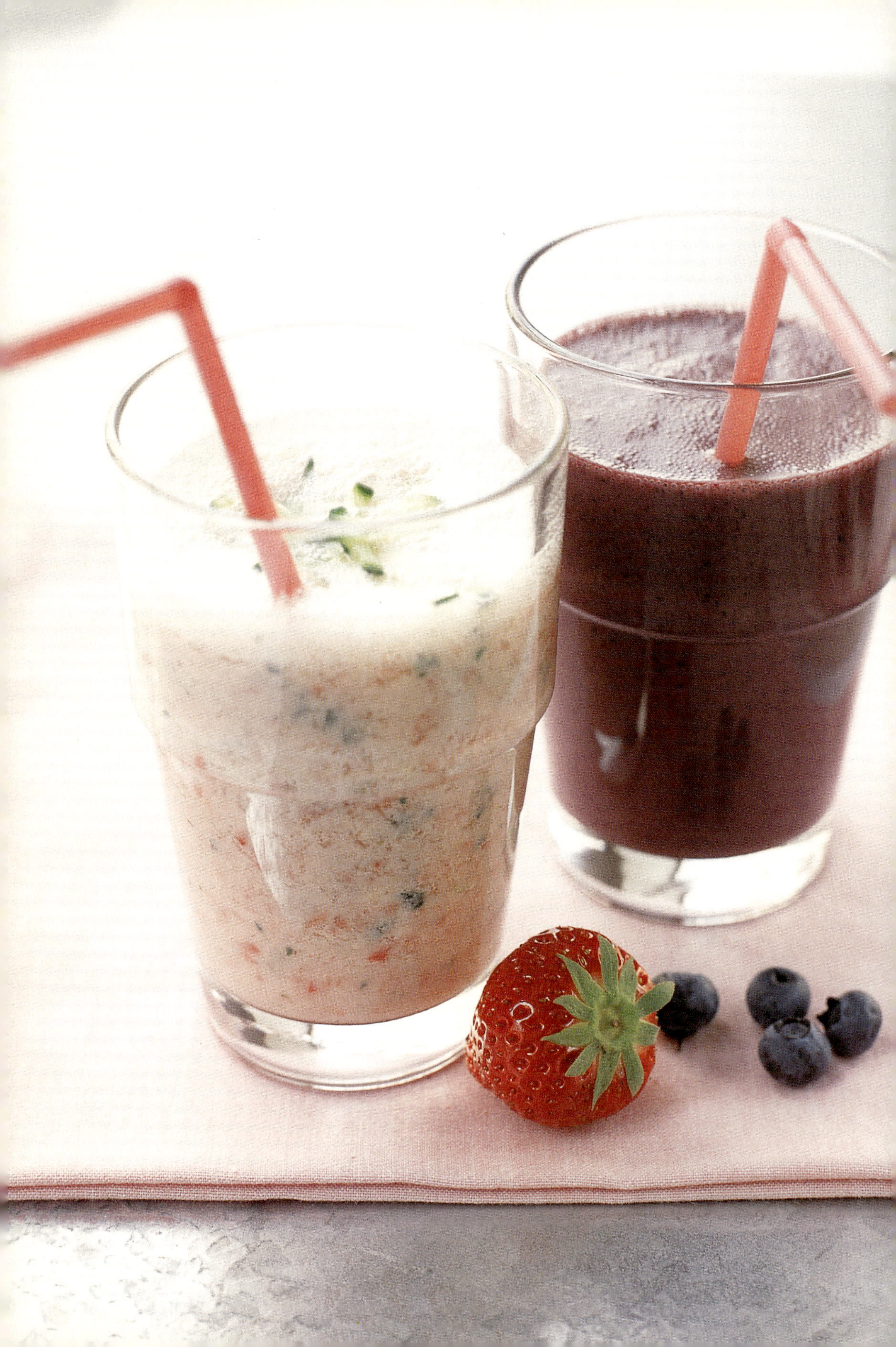

Vitalshakes

ZITRUS-SMOOTHIE (FOTO)

125 ml Grapefruitsaft, ungezuckert
125 ml Fruchtmolke, ungesüßt
100 g Erdbeeren
1/4 Salatgurke, geschält
3 EL Kokosmilch, ungesüßt

→ Grapefruitsaft mit Fruchtmolke mischen. Erdbeeren und Gurke pürieren und zufügen. Kokosmilch unterrühren.

146 kcal • 3 g Eiweiß
27 g Kohlenhydrate • 1 g Fett
• **1 Fettpunkt**
• **1 Zuckerteufel**

HEIDELBEER-KEFIR (FOTO)

100 g Heidelbeeren
2 EL Vollkorn-Haferflocken
200 ml fettarmer Kefir

→ Heidelbeeren mit Haferflocken und Kefir pürieren.

251 kcal • 12 g Eiweiß
35 g Kohlenhydrate • 6 g Fett
• **6 Fettpunkte**
• **0 Zuckerteufel**

HIMBEER-MOLKE

100 g Himbeeren
100 ml Molke

→ Himbeeren pürieren und mit Molke vermischen. Gut gekühlt genießen.

59 kcal • 2 g Eiweiß
10 g Kohlenhydrate • 1 g Fett
• **1 Fettpunkt**
• **0 Zuckerteufel**

PAPAYA-SHAKE

1/2 Papaya (100 g)
1 reife Birne
1 Prise gemahlener Piment
125 ml fettarme Milch

→ Papaya und Birne putzen, entkernen und das Fruchtfleisch klein schneiden. Mit Piment und Milch in einen Mixer geben und fein pürieren.

146 kcal • 6 g Eiweiß • 26 g Kohlenhydrate • 2 g Fett
• **2 Fettpunkte**
• **0 Zuckerteufel**

ARTISCHOCKEN-SHAKE

1 Becher fettarmer Joghurt
2 EL Artischockensaft (aus dem Reformhaus)
1 TL gehackter Schnittlauch
Salz und Pfeffer

→ Joghurt mit Artischockensaft verrühren. Schnittlauch zufügen und mit Salz und Pfeffer abschmecken.

118 kcal • 11 g Eiweiß
12 g Kohlenhydrate • 3 g Fett
• **3 Fettpunkte**
• **0 Zuckerteufel**

MÖHREN-APFEL-DRINK

150 ml Apfelsaft
50 ml Möhrensaft
1/2 TL frisch gepresster Limettensaft
1 Tropfen Öl

→ Apfelsaft mit Möhrensaft vermischen. Etwas Limettensaft und einen Tropfen Öl zugeben.

107 kcal • 1 g Eiweiß
19 g Kohlenhydrate • 2 g Fett
• **2 Fettpunkte**
• **1 Zuckerteufel**

Vitalshakes

TOMATEN-ZITRUS-SHAKE

100 ml Tomatensaft
Saft von 1/2 Grapefruit
Saft von 1/2 Zitrone
Salz und Pfeffer

→ Tomatensaft mit Grapefruitsaft mischen. Mit Zitronensaft, Salz und Pfeffer abschmecken.

115 kcal • 2 g Eiweiß
19 g Kohlenhydrate • 0 g Fett
• 0 Fettpunkte
• 1 Zuckerteufel

BANANEN-FLIP

1 kleine Banane
100 ml Buttermilch
Saft von 1/2 Zitrone
1 Msp. Zimt

→ Die Banane mit der Buttermilch pürieren, mit Zitronensaft und Zimt abschmecken.

152 kcal • 5 g Eiweiß
27 g Kohlenhydrate • 1 g Fett
• 1 Fettpunkt
• 0 Zuckerteufel

MEXIKO-KAKAO

100 ml fettarme Milch
1 TL Kakao (ohne Zucker)
1/2 Vanilleschote
1 Msp. Chilipulver
1/2 TL Honig

→ Die Milch mit dem Kakao verrühren. Das Mark aus der halben Vanilleschote, Chili und Honig zugeben und das Ganze in einem Topf erhitzen.

76 kcal • 4 g Eiweiß
9 g Kohlenhydrate • 3 g Fett
• 3 Fettpunkte
• 1 Zuckerteufel

MÖHRENMILCH

1/2 Apfel
1 TL Zitronensaft
100 ml Möhrensaft
100 ml fettarme Milch

→ Den Apfel schälen und fein reiben. Zitronensaft zugeben und mit Möhrensaft und der Milch vermischen. Bei Bedarf mit etwas Honig süßen.

116 kcal • 4 g Eiweiß
19 g Kohlenhydrate • 2 g Fett
• 2 Fettpunkte
• 1 Zuckerteufel

BANANEN-ERDBEER-SHAKE

1 Banane, 150 g Erdbeeren
200 ml fettarme Milch

→ Banane schälen, klein schneiden. Erdbeeren waschen, putzen und halbieren. Bananen- und Erdbeerstückchen mit der Milch im Mixer verquirlen.

240 kcal • 9 g Eiweiß
4 g Fett • 40 g Kohlenhydrate
• 4 Fettpunkte
• 0 Zuckerteufel

MANGO-LASSI

1 kleine Mango
150 g fettarmer Joghurt
50 ml fettarmer Kefir
1 EL Zitronensaft
50-100 ml Mineralwasser

→ Die Mango entkernen und das Fruchtfleisch klein schneiden. In einen Mixer geben und mit Joghurt, Kefir und Zitronensaft pürieren. Mit Mineralwasser auffüllen.

187 kcal • 10 g Eiweiß
4 g Fett • 27 g Kohlenhydrate
• 4 Fettpunkte
• 0 Zuckerteufel

ERDBEER-GRAPE-FRUIT-SHAKE

2 rosa Grapefruits
150 g Erdbeeren
1 TL Agavendicksaft

→ Grapefruits halbieren und auspressen. Erdbeeren waschen, putzen, fein zerdrücken oder pürieren. Den Grapefruitsaft unterrühren und mit dem Dicksaft abschmecken.

316 kcal • 4 g Eiweiß
57 g Kohlenhydrate • 1 g Fett
• 1 Fettpunkt
• 1 Zuckerteufel

KIWI-ORANGEN-DRINK

2 Kiwis
2 große Orangen

→ Kiwis schälen und klein schneiden. Orangen halbieren, auspressen. Saft mit den Kiwistücken im Mixer verquirlen.

219 kcal • 4 g Eiweiß
42 g Kohlenhydrate • 1 g Fett
• 1 Fettpunkt
• 0 Zuckerteufel

MELONE-INGWER-SHAKE

1/4 Honigmelone
1 TL Limettensaft
1 kleines Stück frischer Ingwer
1 TL Ahornsirup
150 ml Grapefruitsaft, ungezuckert

→ Melone entkernen. Das Fruchtfleisch herauslösen und pürieren. Limettensaft unterrühren. Den Ingwer schälen, sehr fein hacken und zusammen mit dem Ahornsirup unter das pürierte Melonenfruchtfleisch rühren. Mit dem Grapefruitsaft mischen.

120 kcal • 2 g Eiweiß
23 g Kohlenhydrate • 0 g Fett
• 0 Fettpunkte
• 1 Zuckerteufel

ORANGEN-DRINK

2 Orangen, 1 Grapefruit
1/2 Zitrone

→ Die Zitrusfrüchte auspressen und den Saft vermischen.

304 kcal • 5 g Eiweiß
56 g Kohlenhydrate • 1 g Fett
• 1 Fettpunkt
• 0 Zuckerteufel

KOKOS-SHAKE

3 Pfirsiche oder Aprikosen
1 Msp. gemahlener Kardamom
150 ml fettarme Milch
1 TL Kokosflocken
2 Eiswürfel

→ Die Pfirsiche waschen und halbieren. Das Fruchtfleisch mit Kardamom und Milch pürieren. Kokosraspel und Eiswürfel unterrühren.

245 kcal • 8 g Eiweiß
39 g Kohlenhydrate • 6 g Fett
• 6 Fettpunkte
• 0 Zuckerteufel

ERDBEER-SCHOKO-MILCH

200 ml fettarme Milch
10 g Bitterschokolade
100 g Erdbeeren

→ Die Milch erwärmen und die Schokolade darin schmelzen lassen. Die Erdbeeren waschen, putzen und mit der Schokomilch pürieren.

178 kcal • 8 g Eiweiß
20 g Kohlenhydrate • 7 g Fett
• 7 Fettpunkte
• 1 Zuckerteufel

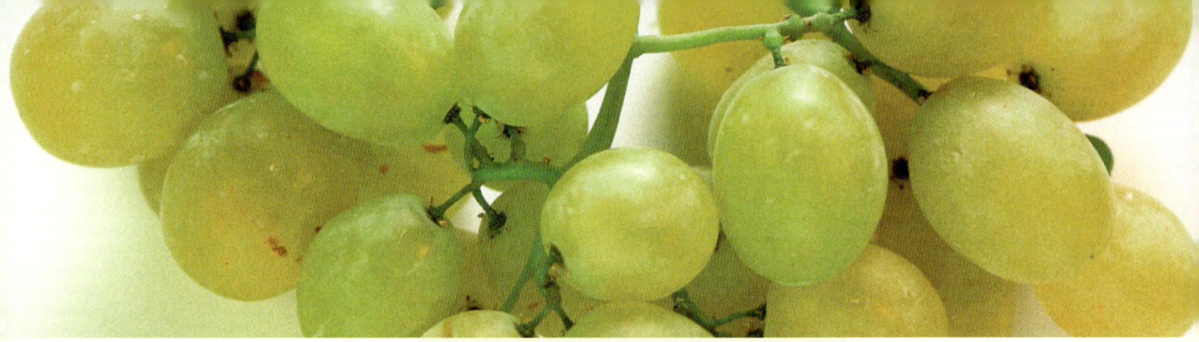

Müslis

KOKOSMÜSLI MIT ORANGEN

3 EL Vollkorn-Haferflocken
1 TL Kokosflocken
1 Orange
150 ml fettarme Milch
1 Msp. Zimt

→ Haferflocken mit Kokosflocken in einer beschichteten Pfanne kurz anrösten und abkühlen lassen.
→ Orange schälen und die weißen Trennhäute entfernen. Orangenfilets mit einem scharfen Messer herauslösen.
→ Alles mit der Milch vermischen und mit Zimt bestauben.

339 kcal • 13 g Eiweiß
50 g Kohlenhydrate • 9 g Fett
• **9 Fettpunkte**
• **0 Zuckerteufel**

ROSINEN-APFEL-MÜSLI

2 EL Rosinen
50 ml Orangensaft
1 Apfel
150 g Magerquark
1 TL Honig
2 EL Vollkorn-Haferflocken

→ Rosinen im Orangensaft einweichen lassen.
→ Inzwischen den Apfel waschen, putzen und klein schneiden. Alles mit Magerquark, Honig und Haferflocken verrühren.

407 kcal • 26 g Eiweiß
68 g Kohlenhydrate • 3 g Fett
• **3 Fettpunkte**
• **1 Zuckerteufel**

APFEL-MANDEL-MÜSLI

3 EL Mandelblättchen
100 g Magerquark
1 TL Ahornsirup
1 Apfel
2 EL Sechskorn-Müsli

→ Mandeln in einer beschichteten Pfanne kurz anrösten. Mit Quark und Ahornsirup verrühren.
→ Apfel schälen, klein würfeln und unter das Müsli mischen.

436 kcal • 23 g Eiweiß
41 g Kohlenhydrate
19 g Fett
• **19 Fettpunkte**
• **1 Zuckerteufel**

Tipp

Joghurt löffeln für die Stimmung! Im Joghurt ist der Gute-Laune-Macher Tryptophan enthalten. Der Körper benötigt ihn zur Bildung des Glückshormons Serotonin.

BANANEN-NUSS-MÜSLI

1 EL Walnüsse
1 Banane
150 g fettarmer Joghurt
1 TL Ahornsirup

→ Walnüsse klein hacken und in einer beschichteten Pfanne kurz anrösten. Banane schälen und in Scheiben schneiden.
→ Joghurt mit Ahornsirup verrühren. Bananenscheiben und Walnüsse darauf verteilen.

291 kcal • 11 g Eiweiß
35 g Kohlenhydrate
12 g Fett
• **12 Fettpunkte**
• **1 Zuckerteufel**

ERDBEER-ZIMT-MÜSLI

100 g Erdbeeren
150 g fettarmer Joghurt
1 TL Ahornsirup
1 Msp. Zimt
30 g Vollkorn-Haferflocken

→ Erdbeeren waschen, abtropfen lassen und ganz klein würfeln.
→ Joghurt, Ahornsirup und Zimt kräftig verrühren. In eine Schüssel geben und mit den Erdbeeren und den Vollkornflocken kräftig vermischen.

238 kcal • 12 g Eiweiß
36 g Kohlenhydrate • 5 g Fett
• **5 Fettpunkte**
• **1 Zuckerteufel**

Tipp

Zimt regt die Produktion von Glückshormonen an. Zusätzlicher Benefit: Bremst den Hunger und stillt den Appetit.

GRAPEFRUIT-JOGHURT MIT FRISCHEN FEIGEN

150 g fettarmer Joghurt
1 TL Ahornsirup
1 rosa Grapefruit
2 Feigen
1 EL Vollkorn-Haferflocken

→ Joghurt und Ahornsirup verrühren. Die Grapefruit schälen, filetieren, klein schneiden und unter den Joghurt heben.
→ Die Feigen waschen und in feine Spalten schneiden. Auf dem Joghurt verteilen und mit Haferflocken bestreuen.

304 kcal • 11 g Eiweiß
49 g Kohlenhydrate • 4 g Fett
• **4 Fettpunkte**
• **1 Zuckerteufel**

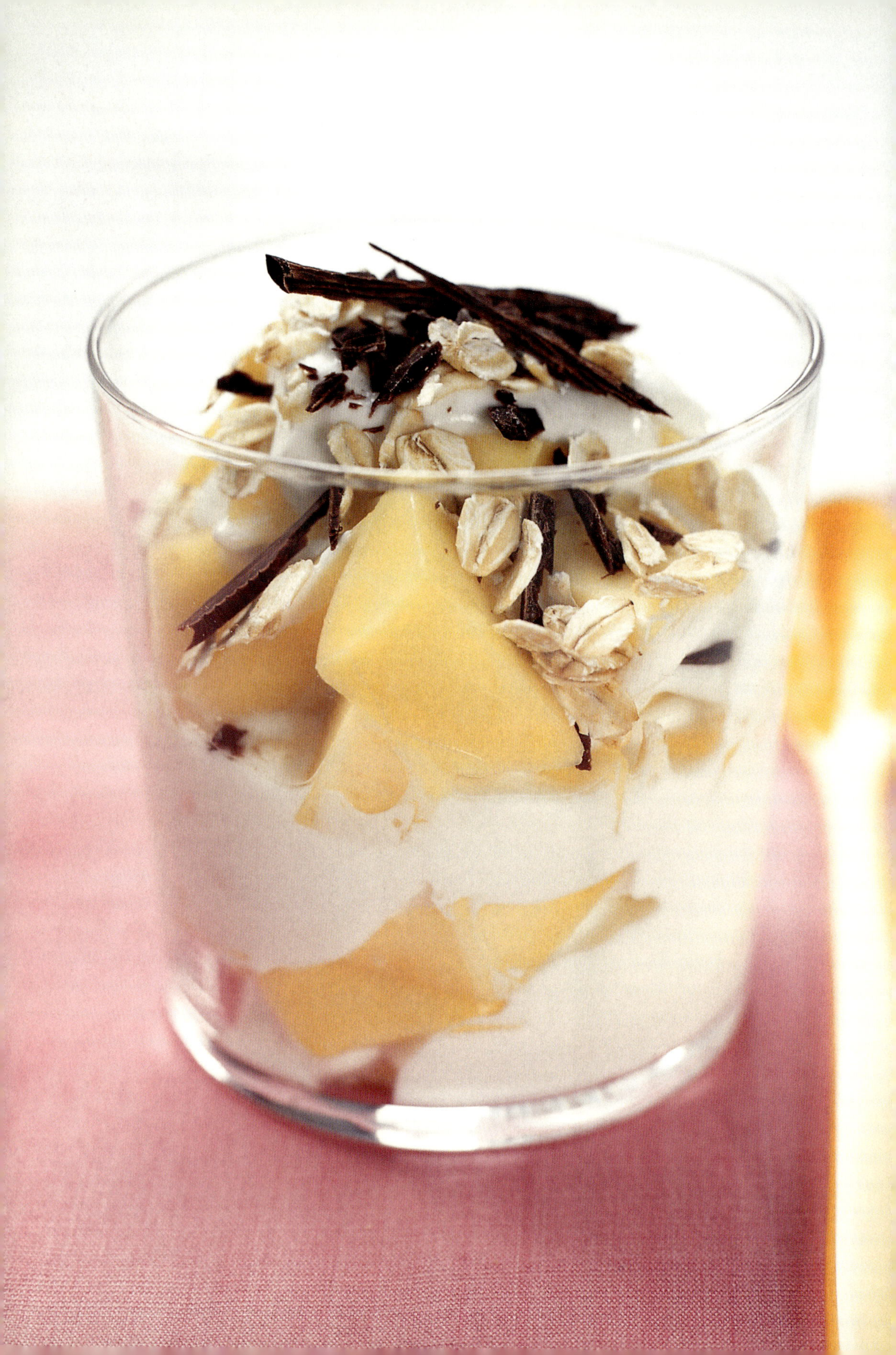

FÜNFKORN-MÜSLI MIT APFEL

50 g Fünfkorn-Müslimischung
1 EL Rosinen
1 Apfel
1 TL Zitronensaft
100 g Magerquark

→ Das Müsli und die Rosinen über Nacht in Wasser einweichen. Den Apfel schälen und fein raspeln.
→ Dann sofort mit Zitronensaft und Quark verrühren und unter das Müsli mengen.

352 kcal • 20 g Eiweiß
61 g Kohlenhydrate • 4 g Fett
• **4 Fettpunkte**
• **0 Zuckerteufel**

MANGOQUARK MIT SCHOKOMÜSLI (FOTO)

1/2 Mango
100 g Magerquark
10 g Schokoraspel aus Bitterschokolade
2 EL Vollkorn-Haferflocken

→ Die Mango schälen, das Fruchtfleisch vom Kern lösen, klein würfeln und unter den Quark heben. Die Schokoraspel mit den Haferflocken vermengen und darüber streuen.

278 kcal • 18 g Eiweiß
35 g Kohlenhydrate • 6 g Fett
• **6 Fettpunkte**
• **1 Zuckerteufel**

Tipp

Es gibt bestimmte Duftnoten, die Heißhunger vertreiben können. Und tatsächlich beweist eine britische Studie, dass der Geschmack von Vanilleschoten die Lust auf Süßes dämpft und die Produktion des Gute-Laune-Hormons Serotonin ankurbelt.

GRAPEFRUITQUARK MIT NÜSSEN

1 rosa Grapefruit
100 g Magerquark
1 TL Honig
1/2 ausgekratzte Vanilleschote
1 EL gehackte Mandeln

→ Die Grapefruit halbieren und die Fruchtfilets zwischen den Trennhäuten herauslösen. Den austretenden Saft dabei auffangen. Eine Grapefruithälfte so aushöhlen, dass eine Schale entsteht.
→ Den Quark mit dem Grapefruitsaft, Honig und dem Vanillemark verrühren. In die Grapefruitschale füllen und mit Mandeln bestreuen.

306 kcal • 18 g Eiweiß
32 g Kohlenhydrate • 9 g Fett
• **9 Fettpunkte**
• **1 Zuckerteufel**

APFEL-SCHINKEN-SANDWICH

1/2 Apfel
2 Scheiben Vollkornbrot
2 TL fettarmer Frischkäse
2 Scheiben Parmaschinken
Pfeffer

➔ Den Apfel in dünne Spalten schneiden. Die Brotscheiben kurz anrösten, abkühlen lassen und mit Frischkäse bestreichen.
➔ Vom Parmaschinken den Fettrand abschneiden und den Schinken mit den Apfelspalten auf den Brotscheiben verteilen. Nach Geschmack pfeffern.

177 kcal • 9 g Eiweiß
23 g Kohlenhydrate • 5 g Fett
• **5 Fettpunkte**
• **0 Zuckerteufel**

LACHS-SANDWICH

50 g fettarmer Frischkäse
1 TL Meerrettich
etwas Zitronensaft
Salz und Pfeffer
1–2 Frühlingszwiebeln
2 Scheiben Vollkorntoast
100 g Räucherlachsscheiben

➔ Den Frischkäse mit dem Meerrettich und dem Zitronensaft verrühren. Mit Salz und Pfeffer würzen. Frühlingszwiebeln in feine Ringe schneiden und unterheben.
➔ Die Toastscheiben kurz rösten, abkühlen lassen und mit der Creme bestreichen.
➔ Den Räucherlachs darauf verteilen und die Scheiben zusammenklappen.

354 kcal • 28 g Eiweiß
29 g Kohlenhydrate
13 g Fett
• **13 Fettpunkte**
• **0 Zuckerteufel**

Tipp

Lachs ist ein Fatburner. Die enthaltene Aminosäure Methionin wird zum Aufbau der fettzehrenden Stresshormone Adrenalin und Noradrenalin benötigt.

VOLLKORN-BRÖTCHEN MIT EI

1 hart gekochtes Ei
1 kleine Gewürzgurke
1 EL saure Sahne
Salz und Pfeffer
1 TL gehackter Dill
1 Vollkornbrötchen
Dill oder Gewürzgurke zum Garnieren

➔ Das Ei schälen und klein würfeln. Die Gurke klein würfeln und mit Ei, saurer Sahne, Salz, Pfeffer und Dill vermengen.
➔ Das Brötchen halbieren und die Eiermischung darauf verstreichen. Mit Dill oder einer weiteren Essiggurke garnieren.

261 kcal • 13 g Eiweiß • 31 g Kohlenhydrate • 9 g Fett
• **9 Fettpunkte**
• **0 Zuckerteufel**

RÜHREI MIT KRABBEN

1 EL gehackter Dill
50 g Krabben (Nordsee)
2 Eier
Salz und Pfeffer
2 EL fettarme Milch
1 EL Mineralwasser
1 TL Öl
2 Scheiben Pumpernickel

→ Den Dill mit den Krabben vermischen. Die Eier mit Salz, Pfeffer, Milch und Mineralwasser verquirlen.
→ Das Öl in einer Pfanne erhitzen, die Eimasse zugeben und etwas stocken lassen.
→ Die Krabben vorsichtig unterheben, vollständig stocken lassen und das Ganze auf den Pumpernickelscheiben verteilen.

369 kcal • 29 g Eiweiß
18 g Kohlenhydrate
20 g Fett
• 20 Fettpunkte
• 0 Zuckerteufel

TOMATEN-MOZZARELLA-BAGEL

1 Vollkornbagel
2 EL fettarmer Frischkäse
2 Tomaten
60 g Mozzarella
Salz und Pfeffer
Basilikumblätter

→ Bagel halbieren und mit Frischkäse bestreichen. Tomaten und Mozzarella in Scheiben schneiden und darauf verteilen. Salzen und pfeffern und mit Basilikum belegen.

351 kcal • 22 g Eiweiß
32 g Kohlenhydrate
18 g Fett
• 18 Fettpunkte
• 0 Zuckerteufel

Tipp

Auch Farben wirken sich sehr positiv auf unsere Stimmung aus: Rote Farben mit einer längeren Wellenlänge (wie das strahlende Rot der Tomaten) sind dabei anregender als dunkle Farben mit kürzeren Wellenlängen.

VOLLKORNBRÖTCHEN MIT PUTE UND FEIGE

2 EL fettarmer Frischkäse
Salz und Pfeffer
100 g Putenbrustfilet
1 TL Olivenöl
1 Feige
20 g Rucola
1 Vollkornbrötchen

→ Frischkäse mit Salz und Pfeffer abschmecken. Putenbrust abspülen, trockentupfen und in einer Pfanne mit Öl von beiden Seiten etwa 5 Minuten anbraten.
→ Die Feige klein schneiden, zugeben und kurz mitbraten. Rucola waschen.
→ Das Brötchen halbieren und mit Frischkäse bestreichen. Dann Rucola, Putenbrust und Feigenstücke darauf verteilen.

367 kcal • 34 g Eiweiß
30 g Kohlenhydrate
12 g Fett
• 12 Fettpunkte
• 0 Zuckerteufel

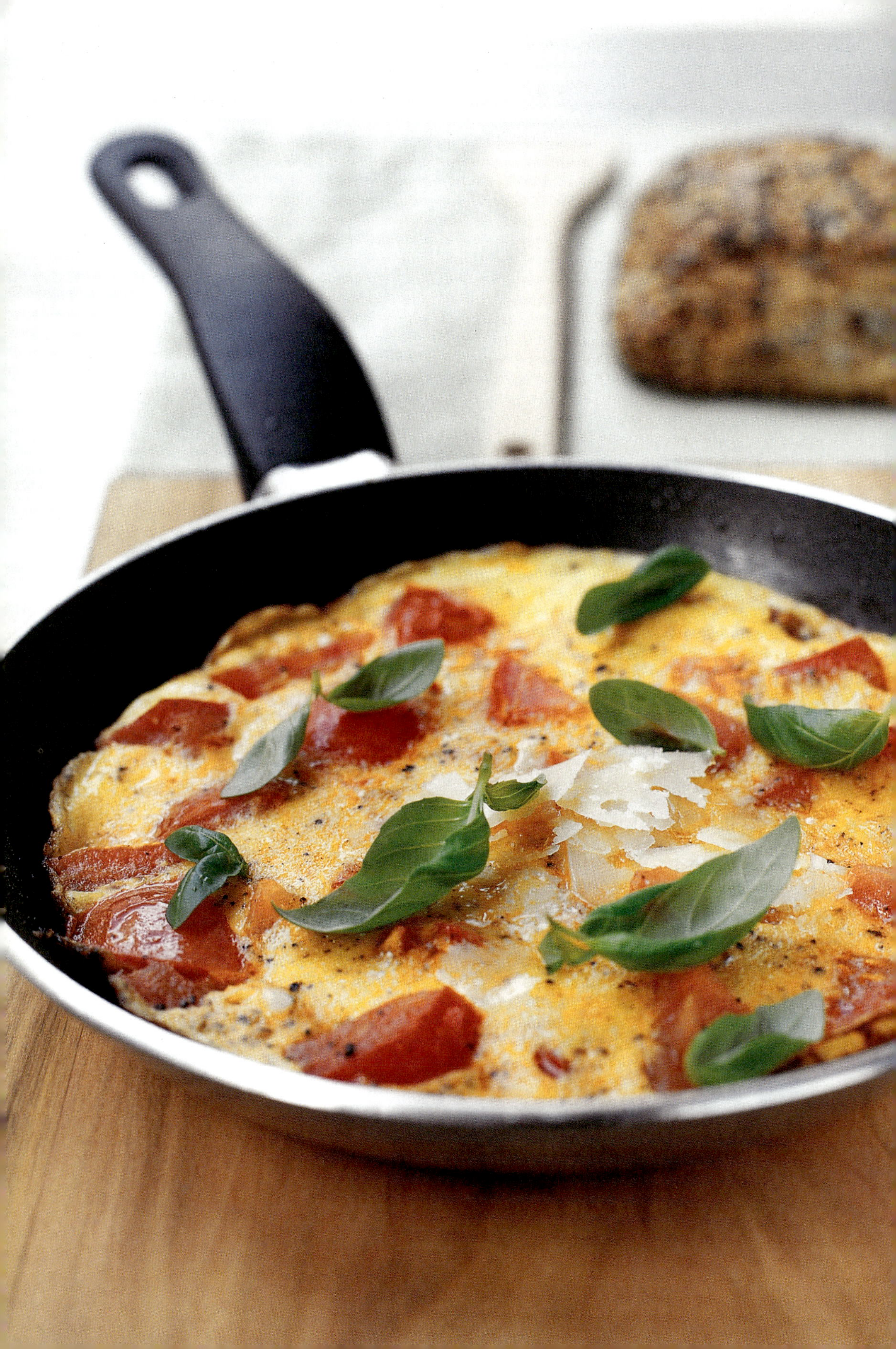

ITALIENISCHES OMELETT (FOTO)

2 Tomaten
1 TL Olivenöl
2 Eier
2 EL Mineralwasser
Salz und Pfeffer
6 frische Basilikumblätter
1 EL frisch geriebener Parmesan
1 Vollkornbrötchen

→ Tomaten waschen, putzen und in kleine Würfel schneiden. Öl in einer beschichteten Pfanne erhitzen und Tomatenwürfel zugeben.
→ Eier mit Mineralwasser, Salz und Pfeffer verquirlen; über die Tomatenwürfel in die Pfanne gießen und bei schwacher Hitze stocken lassen.
→ Mit Basilikum und Parmesan garnieren. Vollkornbrötchen dazu essen.

463 kcal • 27 g Eiweiß
31 g Kohlenhydrate
25 g Fett
• **25 Fettpunkte**
• **0 Zuckerteufel**

PUTEN-KÄSE-SANDWICH

1 kleine Gartengurke (ersatzweise 1/2 Salatgurke)
1/2 Bund Schnittlauch
50 g fettarmer Frischkäse
Salz und Pfeffer
2 Scheiben Vollkorntoast
1 Scheibe Putenschinken
1 Scheibe Käse (z. B. Emmentaler)

→ Die Gurke schälen und längs in hauchdünne Scheiben schneiden. Schnittlauch waschen und in Röllchen schneiden.
→ Mit Frischkäse, Salz und Pfeffer vermengen. Vollkorntoast kurz anrösten, abkühlen lassen und mit der Frischkäsemasse bestreichen. Mit Gurkenscheiben, Schinken und Käse belegen.

323 kcal • 24 g Eiweiß
23 g Kohlenhydrate
15 g Fett
• **15 Fettpunkte**
• **0 Zuckerteufel**

BRÖTCHEN MIT AVOCADOCREME

1/2 kleine Avocado
2 EL Zitronensaft
Pfeffer
25 g Hüttenkäse
2 Scheiben Pumpernickel
1 EL gehackte Kräuter

→ Das Avocadofruchtfleisch mit Zitronensaft und Pfeffer pürieren oder mit einer Gabel gut zerdrücken. Hüttenkäse unterheben und auf den Brotscheiben verstreichen. Mit Kräutern garnieren.

247 kcal • 7 g Eiweiß
22 g Kohlenhydrate
14 g Fett
• **14 Fettpunkte**
• **0 Zuckerteufel**

Tipp

Die Avocado ist eine sehr gesunde »Fettbombe«. Die reichlich enthaltenen ungesättigten Fettsäuren senken den Cholesterinspiegel und stärken Herz und Kreislauf. Vitamin B_6 schützt vor Erschöpfung.

ASIATISCHE MISO-SUPPE

25 g getrocknete Shiitake-Pilze
50 g Tofu
200 ml Dashi (Blaufischbrühe, gibt's im Asialaden)
1 EL Miso (Sojabohnenpaste)

→ Pilze in etwas Wasser einweichen. Inzwischen Tofu gut abtropfen lassen und in kleine Würfel schneiden. Pilze in feine Streifen schneiden.
→ Dashi in einem Topf aufkochen, die Pilze hineingeben und 1 Minute köcheln lassen.
→ Die Tofuwürfel dazugeben. Die Misopaste in einer Schöpfkelle langsam in die Suppe tauchen und verrühren, bis sich die Paste völlig aufgelöst hat, dann unterrühren. Die Suppe in ein Schälchen füllen.

119 kcal • 8 g Eiweiß
5 g Kohlenhydrate • 8 g Fett
• 8 Fettpunkte
• 0 Zuckerteufel

KALTE GURKENSUPPE

1 Gurke
1 kleine Schalotte
etwas Kresse
1 TL Zitronensaft
150 ml Gemüsebrühe
Salz und Pfeffer

→ Die Gurke schälen und längs halbieren. Das Fruchtfleisch entkernen und in grobe Stücke schneiden.
→ Schalotte schälen und mit Kresse, Gurkenstückchen und Zitronensaft im Mixer pürieren.
→ Gemüsebrühe zugeben, mit Salz und Pfeffer ab schmecken und etwa 1 Stunde in den Kühlschrank stellen.

45 kcal • 3 g Eiweiß
6 g Kohlenhydrate • 1 g Fett
• 1 Fettpunkt
• 0 Zuckerteufel

Tipp

Asiatische Wunderwurzel! Ingwer macht dank dem ätherischen Öl Gingerol herrlich relaxt und ausgelassen. Außerdem hilft er bei Verdauungsbeschwerden und Übelkeit.

CHINA-SUPPE

1 Frühlingszwiebel
1/2 kleine Chilischote
200 ml Fischfond aus dem Glas
20 g Glasnudeln
1 kleines Stück Ingwerwurzel
25 g Sojasprossen
2 Cocktailgarnelen, geschält und gegart
Zitronensaft
Pfeffer
2 TL Sojasauce

→ Die Frühlingszwiebel putzen und schräg in 2 Zentimeter lange Stücke schneiden. Die Chilischote in sehr feine Ringe schneiden, dabei die Kerne entfernen.
→ Fischfond mit Glasnudeln und Ingwer in einen Topf geben und zum Kochen bringen. Ingwer herausnehmen.
→ Dann Frühlingszwiebel, Sojasprossen und Garnelen in die Suppe legen und bei geringer Hitze 5 Minuten ziehen lassen. Mit Zitronensaft, Pfeffer und Sojasauce würzen.

151 kcal • 17 g Eiweiß
2 g Fett • 16 g Kohlenhydrate
• 2 Fettpunkte
• 0 Zuckerteufel

ORANGEN-MÖHREN-SUPPE

1 kleine Schalotte
150 g Möhren
1 TL Olivenöl
Saft von 1–2 Orangen (100 ml)
Salz und Pfeffer
1 TL saure Sahne
1 Msp. fein gehackter Ingwer
etwas Kresse zum Garnieren

→ Die Schalotte abziehen, fein hacken. Möhren schälen und klein schneiden. Die Schalottenwürfel in Olivenöl glasig dünsten, dann Möhren zugeben, mit Orangensaft ablöschen und etwa 20 Minuten köcheln lassen.

→ Mit dem Pürierstab durchmixen und mit Salz und Pfeffer abschmecken. Saure Sahne mit Ingwer verrühren und auf der heißen Suppe verteilen. Mit Kresse garnieren.

151 kcal • 4 g Eiweiß
17 g Kohlenhydrate • 6 g Fett
• **6 Fettpunkte**
• **0 Zuckerteufel**

ROTE-BETE-SUPPE

1/2 Schalotte
1 TL Olivenöl
100 g gekochte Rote Bete
(aus dem Glas)
200 ml Rote-Bete-Saft
1 EL saure Sahne
2 TL Mandelblättchen
Salz und Pfeffer
1/2 TL Balsamico-Essig

→ Die Schalotte abziehen, fein hacken und im Olivenöl anschwitzen. Dann die Rote Bete klein würfeln und zugeben.

→ Mit Rote-Bete-Saft aufgießen und aufkochen. Saure Sahne unterrühren und etwa 10 Minuten kochen lassen.

→ Inzwischen die Mandelblättchen in einer beschichteten Pfanne goldbraun rösten. Dann die Suppe pürieren und mit Salz, Pfeffer und Balsamico-Essig abschmecken und mit Mandelblättchen bestreuen.

233 kcal • 7 g Eiweiß
23 g Kohlenhydrate
12 g Fett
• **12 Fettpunkte**
• **0 Zuckerteufel**

SCHNELLE TOMATENSUPPE MIT BROTWÜRFELN

1 kleine Schalotte
2 TL Olivenöl
1 kleine Dose gestückelte
Tomaten (200 g)
Salz und Pfeffer
1 Scheibe Vollkorntoast
einige Blätter Basilikum

→ Die Schalotte abziehen, fein hacken und in einem Topf mit 1 TL Olivenöl 3 Minuten dünsten. Tomaten zugeben und 10 Minuten bei kleiner Hitze kochen lassen. Mit Salz und Pfeffer abschmecken.

→ Toastbrot klein würfeln und in einer beschichteten Pfanne mit restlichem Olivenöl knusprig braten.

→ Basilikum abbrausen, fein hacken und mit den Brotwürfeln über die Suppe streuen.

181 kcal • 4 g Eiweiß
16 g Kohlenhydrate
11 g Fett
• **11 Fettpunkte**
• **0 Zuckerteufel**

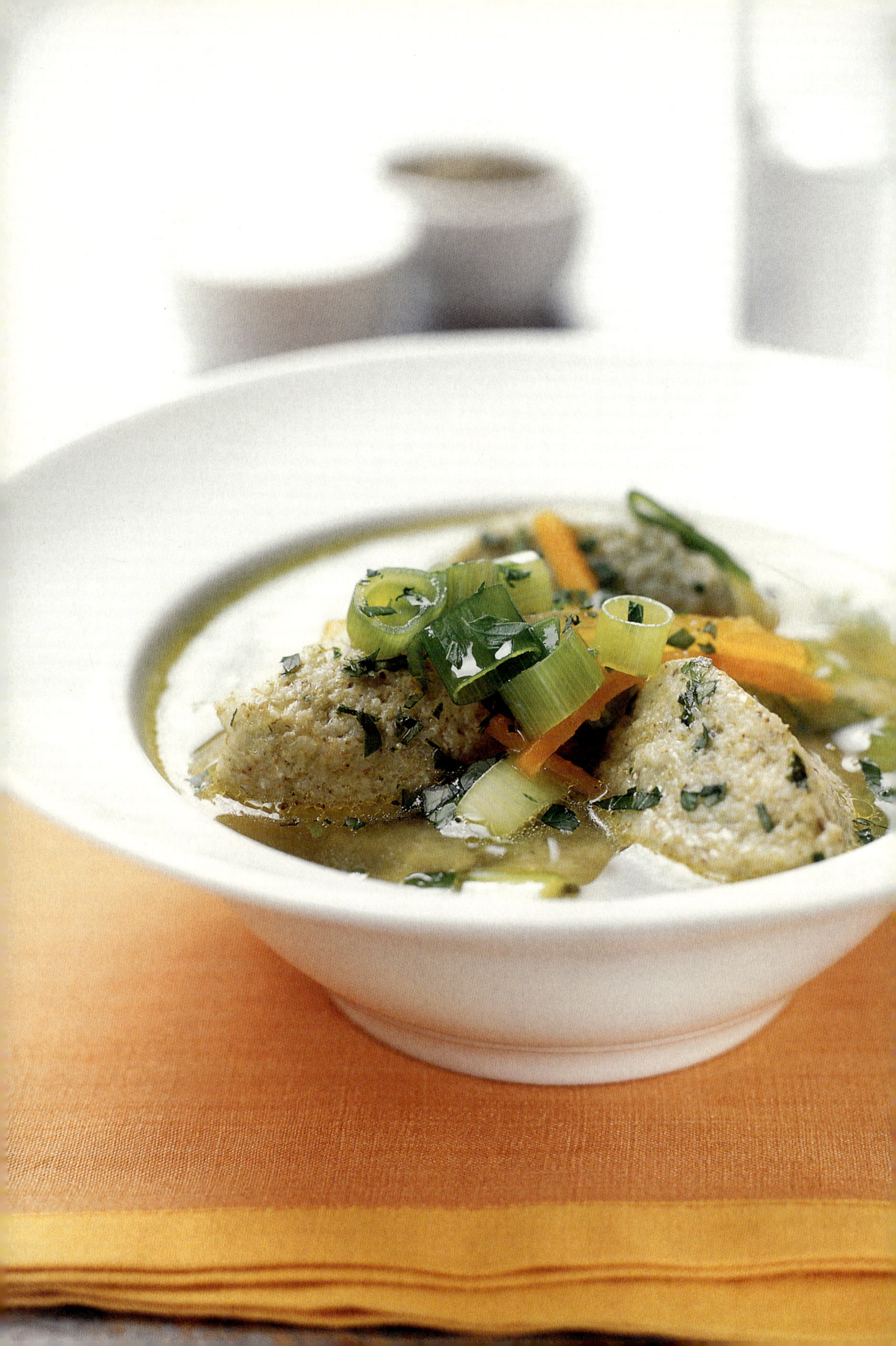

KÜRBIS-KOKOS-SUPPE

350 g Hokkaido-Kürbis
1/2 Stange Zitronengras
1 cm Ingwerwurzel
1 TL Olivenöl
200 ml Gemüsebrühe
200 ml Kokosmilch, ungezuckert
Salz und Pfeffer
1 EL Kürbiskerne

➔ Den Kürbis halbieren und das Fruchtfleisch herausschneiden. Zitronengras in sehr feine Ringe schneiden. Ingwer reiben. Olivenöl in einem Topf erhitzen und Kürbis, Zitronengras und Ingwer darin andünsten. Mit Brühe und Kokosmilch aufgießen, kurz aufkochen lassen und bei mittlerer Hitze köcheln lassen, bis der Kürbis weich ist.
➔ Inzwischen die Kürbiskerne in einer beschichteten Pfanne vorsichtig anrösten. Die Suppe pürieren, mit Salz und Pfeffer abschmecken und mit Kürbiskernen bestreuen.

283 kcal • 11 g Eiweiß
28 g Kohlenhydrate
13 g Fett
• 13 Fettpunkte
• 0 Zuckerteufel

MINESTRONE

1/2 Schalotte
1 Möhre
1/2 Fenchelknolle
1 kleiner Zucchino
1/2 Knoblauchzehe
50 g weiße Bohnen (gegart, Dose)
1 TL Olivenöl
200 ml Gemüsebrühe
2 Cocktailtomaten
1 TL frisch geriebener Parmesan

➔ Schalotte, Möhre, Fenchel und Zucchino waschen, putzen und in Würfel schneiden.
➔ Knoblauch fein hacken. Die Bohnen abtropfen lassen. Alles (außer den Bohnen) kurz in Olivenöl andünsten und mit Gemüsebrühe aufgießen. Die Tomaten klein schneiden und nach 10 Minuten zusammen mit den weißen Bohnen unterrühren.
➔ Die Minestrone noch ca. 10 Minuten sanft köcheln lassen. Parmesan über die Suppe streuen.

210 kcal • 11 g Eiweiß
21 g Kohlenhydrate • 8 g Fett
• 8 Fettpunkte
• 0 Zuckerteufel

GEMÜSESUPPE MIT PESTONOCKERLN (FOTO)

60 ml fettarme Milch
1 EL Butter
25 g Dinkelgrieß
1 Eigelb (kleines Ei)
1 TL Pesto
Salz, Pfeffer, Muskat
1 Möhre, 1 Frühlingszwiebel
200 ml Gemüsebrühe
1 TL gehackte Petersilie

➔ Milch aufkochen, Butter darin schmelzen und Grieß zugeben. Rühren, bis eine sehr zähe Masse entstanden ist.
➔ Grießteig in eine Schüssel umfüllen und Eigelb schnell unter die Masse rühren. Pesto zugeben, mit Salz, Pfeffer und Muskat würzen. Möhre und Frühlingszwiebel in Streifen schneiden, in der Gemüsebrühe gar kochen.
➔ Die Grießmasse mit zwei Teelöffeln zu kleinen Nocken formen, in die kochende Gemüsebrühe geben und 5 Minuten darin ziehen lassen. Mit Petersilie bestreuen.

386 kcal • 12 g Eiweiß
32 g Kohlenhydrate
23 g Fett
• 23 Fettpunkte
• 1 Zuckerteufel

SCHINKENSALAT

150 g magerer Kochschinken
6 Cocktailtomaten
1 Paprika
1 kleine Gartengurke
(ersatzweise 1/2 Salatgurke)
1/2 Bund Schnittlauch
1 1/2 EL Weißweinessig
1 EL Öl
Salz und Pfeffer
1 Msp. Senf
1 Vollkornbrötchen

→ Vom Schinken den Fettrand entfernen, Schinken in dünne Streifen schneiden. Tomaten waschen und halbieren.
→ Paprika waschen, entkernen und in kleine Würfel schneiden. Gurke schälen und ebenfalls klein schneiden.
→ Schnittlauch waschen und in feine Ringe hacken. Mit Essig, Öl, Salz, Pfeffer und Senf zu einem Dressing rühren und mit den restlichen Zutaten in einer Schüssel vermengen. Etwas ziehen lassen. Vollkornbrötchen dazu essen.

567 kcal • 42 g Eiweiß
44 g Kohlenhydrate
24 g Fett
• **24 Fettpunkte**
• **0 Zuckerteufel**

TOMATEN-MOZZARELLA-SALAT

2 Tomaten
1/2 Mozzarella (fettreduziert)
10 Basilikumblätter
1–2 TL Olivenöl
1 TL Zitronensaft
Salz und Pfeffer
1 EL Balsamico-Essig

→ Die Tomaten waschen und in dünne Scheiben schneiden. Dabei die Stielansätze entfernen. Den Mozzarella abtropfen lassen und in Scheiben schneiden.
→ Tomaten und Mozzarella auf einem Teller abwechselnd anrichten. Die Basilikumblätter dazwischen stecken. Das Öl mit Balsamico-Essig und Zitronensaft verrühren, mit etwas Salz würzen. Die Marinade über den Salat träufeln, Pfeffer darüber mahlen.

323 kcal • 16 g Eiweiß
• 8 g Kohlenhydrate • 21 g Fett
• **21 Fettpunkte**
• **0 Zuckerteufel**

GURKENSALAT MIT LACHS

1 kleine Gartengurke
(ersatzweise 1/2 Salatgurke)
1 kleine Schalotte
2 TL Weißweinessig
1 TL Olivenöl
1 EL fettarmer Joghurt
1 TL frisch gehackter Dill
Salz und Pfeffer
100 g Räucherlachs in Scheiben
1/2 Kästchen Kresse
2 Scheiben Vollkornbaguette

→ Die Gurke schälen und längs in hauchdünne Scheiben schneiden. Die Schalotte abziehen, fein würfeln und dazugeben.
→ Aus Essig, Öl, Joghurt, Dill, Salz und Pfeffer ein Dressing rühren. Über den Salat träufeln. Lachs darüber legen und mit Kresse bestreuen. Dazu: frisches Vollkornbaguette.

403 kcal • 32 g Eiweiß
34 g Kohlenhydrate
15 g Fett
• **15 Fettpunkte**
• **0 Zuckerteufel**

BUNTER BOHNEN-SALAT

80 g weiße Bohnen oder Kidneybohnen (gegart, aus der Dose)
1 Schalotte
2 EL Weißweinessig
1 EL Zitronensaft
1 TL Oregano
Salz und Pfeffer
1 EL Olivenöl
20 g Schafskäse

→ Die Bohnen abgießen, abbrausen und abtropfen lassen. Schalotte schälen und fein hacken.
→ Aus Essig, Zitronensaft, Oregano, Salz, Pfeffer und Olivenöl ein Dressing rühren und dies mit den gehackten Schalotten und den Bohnen vermengen.
→ Eine Stunde ziehen lassen. Den Schafskäse zerbröseln und darüber streuen.

307 kcal • 11 g Eiweiß
20 g Kohlenhydrate
19 g Fett
• 19 Fettpunkte
• 0 Zuckerteufel

KICHERERBSEN-SALAT MIT MELONE

80 g Kichererbsen (gegart, aus der Dose)
1/2 Zuckermelone
1 EL Weißweinessig
2 TL Olivenöl
1 TL frisch gehackte Petersilie
Salz und Pfeffer

→ Kichererbsen abgießen, abbrausen und abtropfen lassen. Das Fruchtfleisch aus der Melone lösen und in sehr schmale Spalten schneiden.
→ Aus Essig, Öl, Petersilie, Salz und Pfeffer ein Dressing rühren und mit den Kichererbsen vermengen. Mit den Melonenspalten auf einem Teller anrichten.

217 kcal • 7 g Eiweiß
19 g Kohlenhydrate
12 g Fett
• 12 Fettpunkte
• 0 Zuckerteufel

Tipp

Wer Fettpunkte sparen will, sollte darauf achten, dass das Verhältnis von Essig und Öl etwa 2:1 ist. Zur Not mit Gemüsebrühe, Zitronensaft, Wasser oder fettarmem Joghurt strecken.

TOMATEN-AVOCADO-SALAT

1/2 kleine Knoblauchzehe
1 EL Olivenöl
2 EL Zitronensaft
Salz und Pfeffer
3 Tomaten
1/2 reife Avocado
einige Blätter Basilikum
2 Scheiben Vollkornbrot

→ Knoblauch schälen und in einen Becher pressen. Mit Olivenöl und Zitronensaft aufgießen und mit dem Pürierstab kräftig verquirlen. Mit Salz und Pfeffer abschmecken.
→ Tomaten waschen und in Scheiben schneiden. Avocado schälen und in feine Scheiben schneiden.
→ Auf einem Teller abwechselnd anrichten. Basilikumblätter darüber geben. Alles mit Dressing beträufeln. Vollkornbrot dazu essen.

404 kcal • 6 g Eiweiß
28 g Kohlenhydrate
29 g Fett
• 29 Fettpunkte
• 0 Zuckerteufel

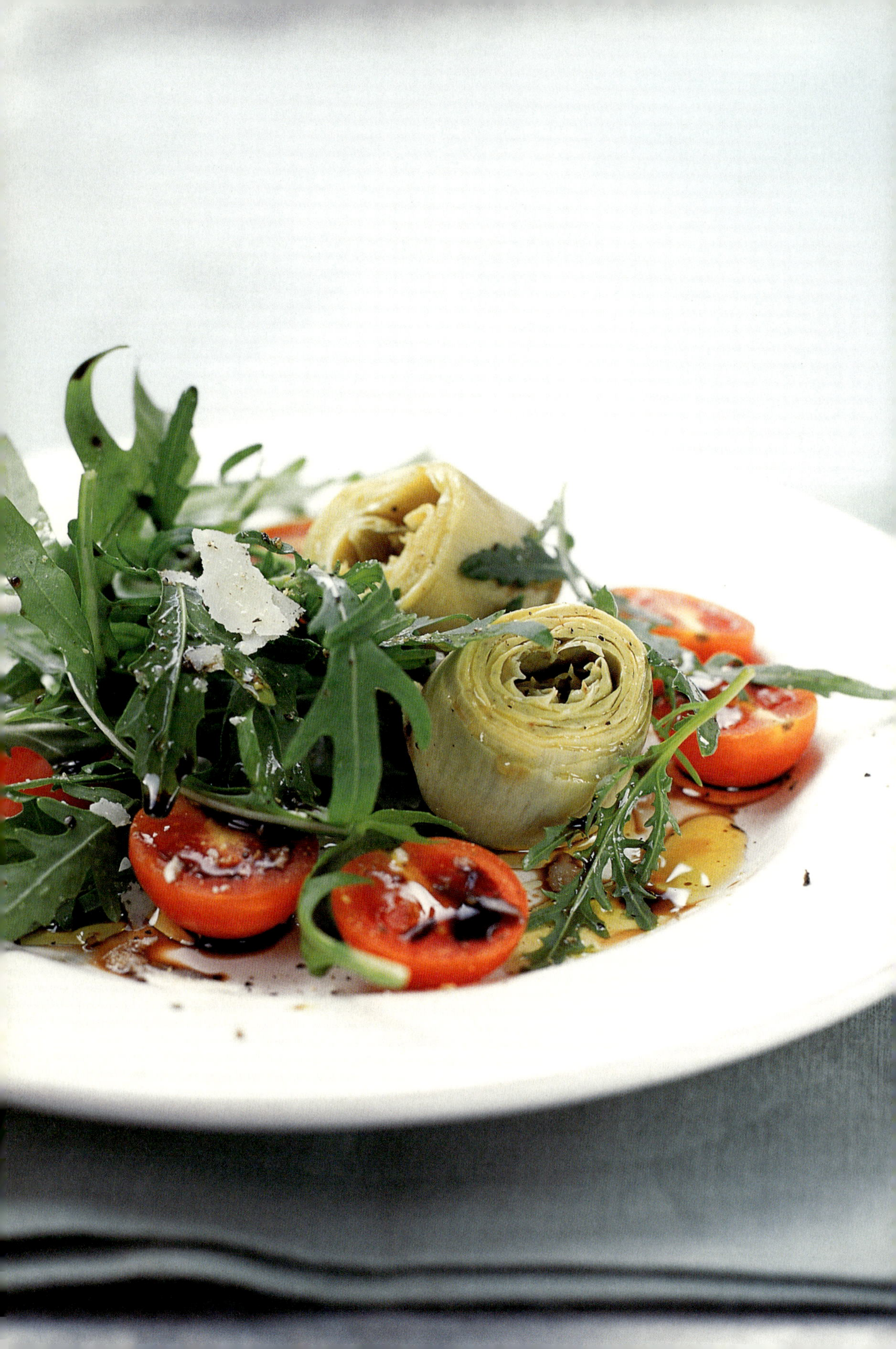

FELDSALAT MIT CHAMPIGNONS

80 g Feldsalat
150 g Champignons
1 EL Olivenöl
1 TL Senf
1 TL Salatkräuter
Salz und Pfeffer
1/2 Knoblauchzehe
2 EL Balsamico-Essig
1 Vollkornbrötchen

→ Den Feldsalat waschen, putzen und abtropfen lassen. Pilze mit einer weichen Bürste säubern (nicht waschen!) und mit dem Gemüsehobel in dünne Scheiben schneiden.
→ Öl, Senf, Kräuter, Salz und Pfeffer verrühren. Die Knoblauchzehe hineinpressen und mit Essig zu einem Dressing verrühren. Feldsalat und Pilze auf einem Teller anrichten und mit Dressing beträufeln. Vollkornbrötchen dazu essen.

344 kcal • 11 g Eiweiß
37 g Kohlenhydrate
17 g Fett
• 17 Fettpunkte
• 0 Zuckerteufel

RUCOLASALAT MIT ARTISCHOCKEN (FOTO)

1 Bund Rucola
50 g Kirschtomaten
2 Artischockenherzen
1 EL Olivenöl
1 EL Balsamico-Essig
Salz und Pfeffer
10 g Parmesankäse

→ Rucola waschen und Stiele entfernen. Tomaten waschen, halbieren und mit Rucola und Artischockenherzen auf einem Teller anrichten.
→ Aus Olivenöl, Balsamico-Essig, Salz und Pfeffer ein Dressing rühren. Parmesan grob raspeln und über den Salat geben. Mit Dressing beträufeln.

281 kcal • 7 g Eiweiß
7 g Kohlenhydrate • 25 g Fett
• 25 Fettpunkte
• 0 Zuckerteufel

Tipp

Rucola ist ein Allroundtalent: Er reguliert den Blutdruck, stärkt die Knochen und verbessert die Wundheilung, denn in ihm stecken reichlich Kalium, Calcium und Zink. Seine Bitterstoffe regen die Magensäfte an.

KOHLRABISALAT MIT ORANGE

1 Kohlrabi
1 Orange
1 EL Öl
2 EL Weißweinessig
Salz und Pfeffer
1–2 TL Pinienkerne

→ Den Kohlrabi putzen, schälen und in feine Streifen schneiden. Die Orange schälen, die weißen Trennhäute entfernen und die Fruchtfilets mit einem scharfen Messer herausschneiden.
→ Saft auffangen und mit Öl, Essig, Salz und Pfeffer zu einem Dressing rühren.
→ Kohlrabistreifen mit den Orangenfilets auf einem Teller anrichten und mit dem Dressing beträufeln. Pinienkerne in einer beschichteten Pfanne rösten und zum Servieren auf dem Salat verteilen.

301 kcal • 6 g Eiweiß
23 g Kohlenhydrate
19 g Fett
• 19 Fettpunkte
• 0 Zuckerteufel

PFANNKUCHEN MIT SPARGEL

3 EL Weizenvollkornmehl
1 Ei
Salz
6 EL Mineralwasser
200 g grüner Spargel (oder 1 Zucchino)
1 TL Olivenöl
1 EL flüssige Butter
Pfeffer

→ Mehl mit Ei, 1 Prise Salz und Mineralwasser kräftig verrühren. Den Teig einige Minuten ruhen lassen.
→ Inzwischen den Spargel waschen, das untere Drittel schälen und die Enden abschneiden (Zucchino in lange Streifen schneiden). Spargel in Salzwasser 8 Minuten gar kochen. Abgießen.
→ Das Öl in einer beschichteten Pfanne erhitzen und darin aus dem Teig zwei dünne Pfannkuchen backen. Spargel darin einrollen und mit etwas flüssiger Butter beträufeln. Salzen und pfeffern.

425 kcal • 17 g Eiweiß
32 g Kohlenhydrate
25 g Fett
• 25 Fettpunkte
• 0 Zuckerteufel

RATATOUILLE

1 Aubergine
2 Tomaten
1 kleiner Zucchino
1 Paprika
1 EL Olivenöl
Salz und Pfeffer
1 Knoblauchzehe
1 Lorbeerblatt, etwas Thymian und Petersilie

→ Die Aubergine schälen. Die Tomaten mit kochendem Wasser überbrühen, eiskalt abschrecken, häuten und klein schneiden. Zucchino und Paprika waschen, putzen und in Würfel schneiden.
→ Das Gemüse in einen Schmortopf geben. Öl hineingeben, salzen und pfeffern. Den Knoblauch dazupressen, die Gewürze und Kräuter zugeben und mit 0,1 Liter Wasser aufgießen. Einmal kurz aufkochen und mit zugedecktem Deckel etwa 1 Stunde schmoren lassen.

268 kcal • 9 g Eiweiß
18 g Kohlenhydrate
17 g Fett
• 17 Fettpunkte
• 0 Zuckerteufel

SPAGHETTI MIT TOMATEN, OLIVEN UND RUCOLA

125 g Vollkorn-Spaghetti
100 g Cocktailtomaten
6 Oliven, entsteint
1 EL Olivenöl
1/2 Knoblauchzehe
Salz und Pfeffer
1/2 Bund Rucola

→ Spaghetti bissfest garen. Inzwischen die Tomaten waschen, halbieren und zusammen mit Oliven und dem Öl in eine große Schüssel geben. Knoblauch hineinpressen und mit Salz und Pfeffer abschmecken.
→ Den Rucola waschen, putzen und klein schneiden. Die heißen Spaghetti in die Schüssel geben, mit der Tomaten-Oliven-Mischung vermengen. Zuletzt den Rucola unterheben.

616 kcal • 23 g Eiweiß
81 g Kohlenhydrate
21 g Fett
• 21 Fettpunkte
• 0 Zuckerteufel

VOLLKORN-PIZZA MIT TOMATEN UND SPINAT

30 g Magerquark
5 EL Vollkornmehl, Salz
1 TL Backpulver
1 TL Olivenöl, 1 Eigelb
100 g Blattspinat
100 g gestückelte Tomaten (aus der Dose)
1/2 Knoblauchzehe
Pfeffer, 1/2 TL Oregano
50 g geriebener Mozzarella

→ Quark, Mehl, Salz, Backpulver, Öl und Eigelb zu einem glatten Teig verarbeiten. Rund ausrollen und den Rand hochdrücken. Backofen auf 220 Grad vorheizen.

→ Spinat mit 1 TL Wasser zugedeckt 2 bis 3 Minuten zusammenfallen und abtropfen lassen.

→ Inzwischen Tomaten mit fein gehacktem Knoblauch, Salz, Pfeffer und Oregano würzen und auf dem Teig verteilen. Mit Spinat und Käse bestreuen. Im Backofen etwa 15 bis 20 Minuten backen.

554 kcal • 30 g Eiweiß
52 g Kohlenhydrate
25 g Fett
• 25 Fettpunkte
• 0 Zuckerteufel

REISSALAT MIT GEMÜSE UND CHILI

60 g Vollkornreis, Salz
1 kleine Schalotte
1 kleiner Zucchino
1 kleine Möhre, 1 EL Öl
1 TL gehackte Mandeln
1 Msp. Chilipulver
1 EL Rosinen
1–2 EL Weißweinessig
Pfeffer
1 TL gehackte Petersilie

→ Den Reis in Salzwasser nach Packungsanleitung garen und abkühlen lassen. Schalotte, Zucchino und Möhre fein würfeln.

→ Die Mandeln in einer Pfanne mit 1 TL Öl erhitzen. Schalotten, Zucchino- und Möhrenwürfel zusammen mit Chili und Rosinen zugeben und 5 Minuten mitdünsten. Nun den Reis untermischen. Alles abkühlen lassen.

→ Aus Essig, dem restlichen Öl, Salz, Pfeffer und Petersilie eine Marinade rühren und unter den Salat mischen. Mindestens 20 Minuten ziehen lassen.

504 kcal • 9 g Eiweiß
70 g Kohlenhydrate
20 g Fett
• 19 Fettpunkte
• 0 Zuckerteufel

ANTIPASTI – GEGRILLTES GEMÜSE

1 Zucchino, 1 Paprika
1–2 EL Olivenöl
Salz
1 EL Balsamico-Essig
Pfeffer
1 EL gehackte Petersilie
2 Scheiben Vollkornbaguette

→ Den Ofen auf 200 Grad vorheizen. Zucchino in dünne Scheiben, Paprika in Spalten schneiden.

→ Das Gemüse auf ein mit Backpapier ausgelegtes Backblech verteilen und mit 1 EL Olivenöl einpinseln. Leicht salzen und in den Ofen schieben. Nach 10 Minuten wenden, nochmals mit Öl einpinseln und weitere 10 Minuten grillen, bis das Gemüse weich und leicht gebräunt ist.

→ Aus restlichem Öl, Essig, Salz, Pfeffer und Petersilie eine Vinaigrette rühren und das Gemüse damit beträufeln. Vollkornbaguette dazu essen.

401 kcal • 9 g Eiweiß
33 g Kohlenhydrate
24 g Fett
• 24 Fettpunkte
• 0 Zuckerteufel

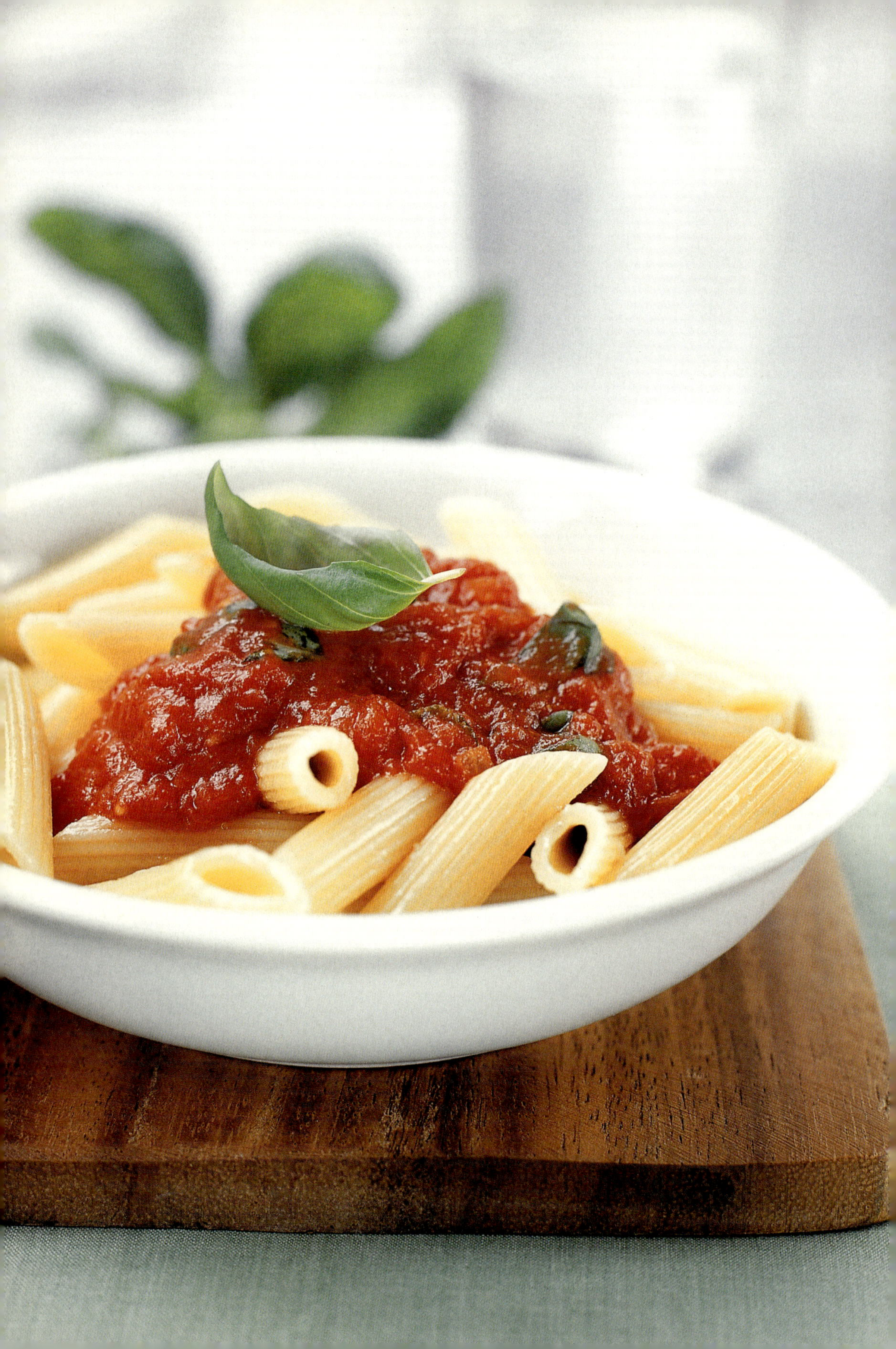

PENNE ALL´ ARRABIATA (FOTO)

1 kleine Schalotte
1/2 Knoblauchzehe
1 EL Olivenöl
1 kleine getrocknete rote Chilischote
125 g gestückelte Tomaten (Dose)
einige Basilikumblätter
Salz und Pfeffer
100 g Vollkorn-Penne

→ Schalotte und Knoblauch schälen und fein würfeln.
→ Öl in einem Topf erhitzen, Schalotten- und Knoblauchwürfel darin andünsten. Chili zerbröseln und mit den gestückelten Tomaten zugeben. Zugedeckt bei schwacher Hitze 15 Minuten köcheln lassen.
→ Die Basilikumblätter unter die Sauce rühren und mit Salz und Pfeffer abschmecken. Die Penne bissfest garen und mit der Sauce vermengen.

503 kcal • 18 g Eiweiß
67 g Kohlenhydrate
18 g Fett
• 18 Fettpunkte
• 0 Zuckerteufel

ÜBERBACKENER FENCHEL

1 große Fenchelknolle, Salz
2 kleine Tomaten
1 Schalotte
1 Knoblauchzehe, 1/2 TL Öl
2 TL frisch gehackte Petersilie
1 EL Semmelbrösel
1 EL frisch geriebener Parmesan

→ Fenchel putzen, äußere Schalen und harte Stiele abschneiden. Fenchel längs halbieren und in kochendem Salzwasser 15 Minuten garen.
→ Tomaten mit kochendem Wasser überbrühen, abschrecken und häuten, Fruchtfleisch würfeln.
→ Schalotte und Knoblauch fein hacken und in einer beschichteten Pfanne im Öl andünsten. Vom Herd nehmen und mit Petersilie, Semmelbrösel und Parmesan vermengen. Fenchelhälften in eine feuerfeste Form geben, Tomatenwürfel und Schalotten-Käse-Mischung darauf verteilen. Im Ofen ca. 15 Minuten backen.

226 kcal • 13 g Eiweiß
22 g Kohlenhydrate • 9 g Fett
• 9 Fettpunkte
• 1 Zuckerteufel

SOMMERLICHER NUDELSALAT

50 g kleine Muschelnudeln (aus Hartweizengrieß)
Salz
6 kleine Cocktailtomaten
1 kleine Gartengurke (ersatzweise 1/2 Salatgurke)
8 grüne Oliven, entsteint
1 EL gehackter Schnittlauch
2 TL Weißweinessig
1 EL Olivenöl
Pfeffer

→ Die Nudeln in einem Topf mit Salzwasser etwa 5 Minuten bissfest garen, dann abschrecken. Tomaten, Gurke, Oliven und Schnittlauch in sehr kleine Stücke hacken. Mit den Nudeln in einer Schüssel vermengen.
→ Aus Essig, Öl, Salz und Pfeffer ein Dressing rühren. In die Schüssel geben und alles kräftig vermischen.

391 kcal • 12 g Eiweiß
40 g Kohlenhydrate
20 g Fett
• 20 Fettpunkte
• 1 Zuckerteufel

Fisch und Fleisch

THUNFISCH MIT TOMATEN-ZITRUS-SALSA

50 g Vollkornreis
1 Thunfischsteak
(ca. 100 g, frisch oder TK)
Saft von 1 Zitrone
1 Orange, 2 Tomaten
3 TL Olivenöl
1 TL frisch gehackte Petersilie
Salz und Pfeffer

→ Den Reis nach Packungsanweisung garen. Thunfisch waschen, trockentupfen, mit Zitronensaft 10 Minuten marinieren.
→ Inzwischen die Orange schälen und das Fruchtfleisch filetieren. Die Orangenfilets und die gewaschenen Tomaten fein würfeln, vermengen und mit 1 TL Olivenöl, Petersilie, Salz und Pfeffer abschmecken.
→ Thunfisch leicht salzen und pfeffern und in einer Pfanne mit 2 TL Olivenöl bei mittlerer Hitze anbraten, von jeder Seite etwa 5 Minuten. Mit Salsa und Reis servieren.

752 kcal • 30 g Eiweiß
70 g Kohlenhydrate
34 g Fett
• 34 Fettpunkte
• 0 Zuckerteufel

GEGRILLTER LACHS MIT MANGOSAUCE

200 g Lachsfilet
(frisch oder TK)
Saft von 1 Limette
2 TL Erdnussöl
1/2 Mango
Saft von einer Orange
etwas frische Minze
Salz und Pfeffer

→ Den Lachs kalt abspülen, trockentupfen, mit Limettensaft und Erdnussöl beträufeln und 15 Minuten marinieren.
→ Inzwischen die Mango schälen, das Fruchtfleisch vom Stein lösen und fein würfeln. Mit Orangensaft im Mixer fein pürieren. Die gewaschenen Minzeblättchen in feine Streifen schneiden, unterrühren und mit Salz und Pfeffer abschmecken.
→ Den Lachs salzen und pfeffern und in einer Grillpfanne von beiden Seiten etwa 3 Minuten anbraten. Mit Mangosauce anrichten.

519 kcal • 39 g Eiweiß
25 g Kohlenhydrate
26 g Fett
• 26 Fettpunkte
• 0 Zuckerteufel

ROTBARSCH MIT TOMATEN UND PARMESAN

1 Rotbarschfilet
(200 g ohne Haut und Gräten; wahlweise Seelachsfilet)
1 EL Olivenöl
10 Cocktailtomaten
10 frische Basilikumblätter
Salz und Pfeffer
50 g Vollkorn-Spaghetti
1 EL frisch geriebener Parmesan

→ Den Backofen auf 200 Grad vorheizen. Das Fischfilet waschen, trockentupfen und mit einem Teil des Olivenöls bestreichen. In eine Auflaufform legen. Tomaten waschen, halbieren und mit Basilikumblättern auf dem Fisch verteilen. Kräftig salzen, pfeffern und mit restlichem Olivenöl beträufeln. Im Ofen ca. 20 Minuten goldbraun backen.
→ Inzwischen die Spaghetti zubereiten und mit dem Fisch auf einem Teller anrichten. Mit Parmesan bestreuen.

628 kcal • 52 g Eiweiß
38 g Kohlenhydrate
29 g Fett
• 29 Fettpunkte
• 0 Zuckerteufel

Fisch und Fleisch

KABELJAU IN MEDITERRANER TOMATENSAUCE

1 Kabeljaufilet (etwa 150 g)
1 TL Mehl, 3 TL Olivenöl
Salz und Pfeffer
1 kleine Schalotte
1 Stück Sellerie
1 kleiner Zucchino
je 1 Zweig Rosmarin, Thymian und Salbei
100 g gestückelte Tomaten

→ Kabeljau waschen und trockentupfen. Kurz in Mehl wälzen, salzen und pfeffern und in 1 TL Olivenöl von jeder Seite 2 Minuten anbraten. Auf Küchenpapier abtropfen lassen.

→ Schalotte schälen und klein würfeln. Sellerie und Zucchino waschen, putzen und klein schneiden. Übriges Olivenöl in einer Pfanne erhitzen und erst die Schalotte, dann Sellerie, Zucchino, Rosmarin, Thymian, Salbei und Tomaten zugeben und etwa 10 Minuten eindicken lassen. Dann den Fisch hineinlegen und bei niedriger Hitze sanft fertig garen.

340 kcal • 32 g Eiweiß
13 g Kohlenhydrate
17 g Fett
• 17 Fettpunkte
• 0 Zuckerteufel

KRÄUTER-DORADE IN FOLIE

1 Frühlingszwiebel
frische Kräuter
(Basilikum, Petersilie)
2 Cocktailtomaten
1 küchenfertige Dorade
(ca. 400 g) (oder Forelle)
Saft von 1/2 Zitrone
Salz und Pfeffer
1 Knoblauchzehe
1 EL Olivenöl
2 Scheiben Vollkornbaguette

→ Den Backofen auf 200 Grad vorheizen. Frühlingszwiebel und Kräuter waschen und klein schneiden. Tomaten würfeln.

→ Dorade spülen und von innen und außen mit Zitronensaft, Salz und Pfeffer einreiben. Auf Alufolie legen und mit Frühlingszwiebel, Kräutern und Tomatenwürfeln und der geschälten Knoblauchzehe füllen. Mit Olivenöl beträufeln und die Alufolie zusammenfalten.

→ Das Päckchen für etwa 30 Minuten im Ofen garen. Dazu: Vollkornbaguette.

634 kcal • 54 g Eiweiß
48 g Kohlenhydrate
22 g Fett
• 22 Fettpunkte
• 0 Zuckerteufel

MUSCHELN IN WEIẞWEINSAUCE

600 g frische Muscheln
(oder TK)
1 Schalotte
1 Knoblauchzehe
250 ml trockener Weißwein
1 Lorbeerblatt
Salz und Pfeffer

→ Die Muscheln kräftig abbrausen. (Bereits geöffnete Muscheln wegwerfen!). Schalotte und Knoblauch schälen und fein hacken.

→ In einem großen Topf Wein, Schalotten- und Knoblauchwürfel und das Lorbeerblatt aufkochen lassen. Salzen und pfeffern. Die Muscheln zugeben und bei geschlossenem Deckel 10 bis 12 Minuten garen.

→ Die Muscheln mit dem Sud in einen Teller geben. (Hat sich eine Muschel beim Kochen nicht geöffnet, besser wegwerfen).

605 kcal • 61 g Eiweiß
25 g Kohlenhydrate • 8 g Fett
• 8 Fettpunkte
• 0 Zuckerteufel

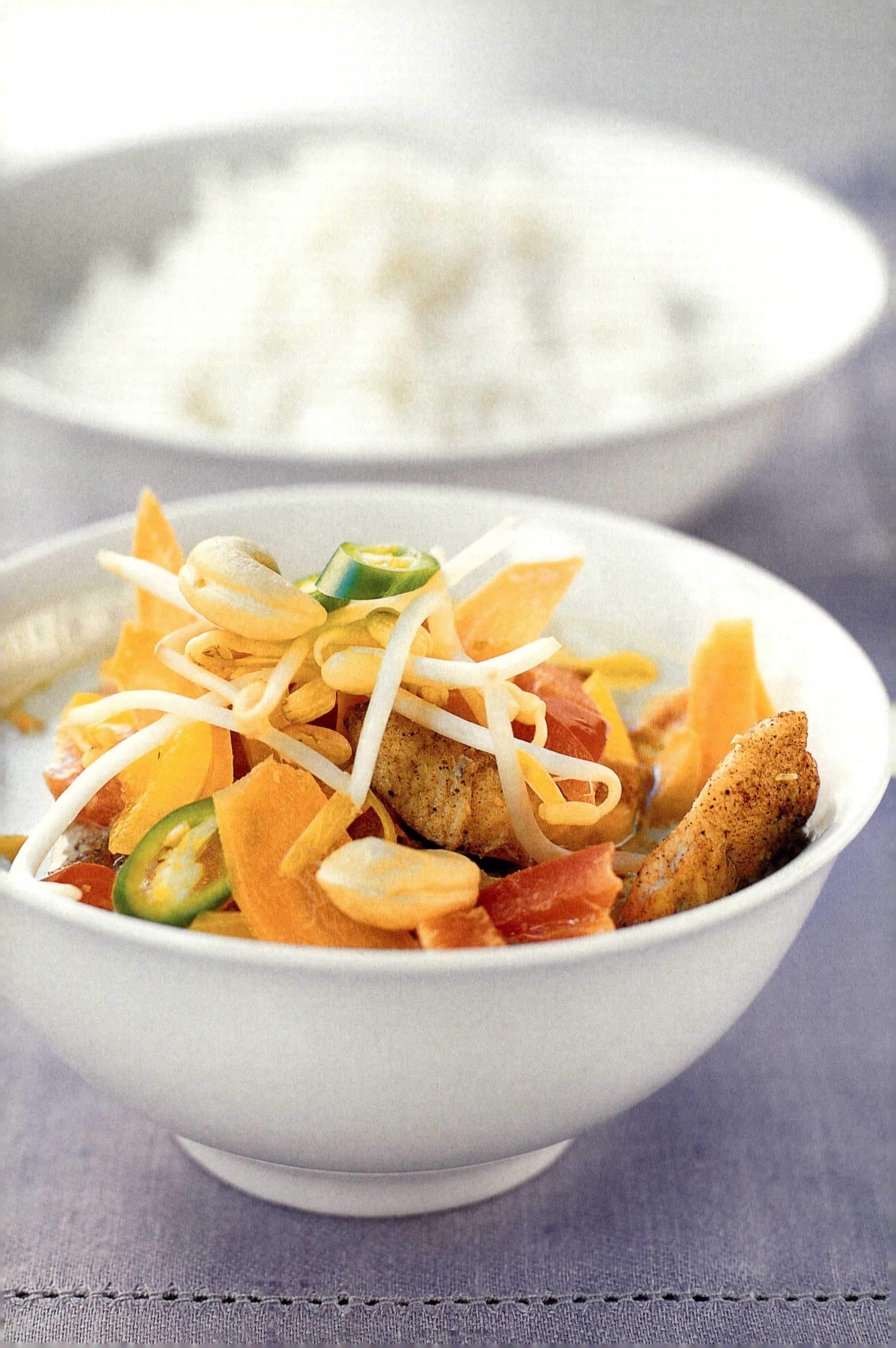

Fisch und Fleisch

HÄHNCHENCURRY MIT GEMÜSE (FOTO)

100 g Hähnchenbrustfilet
1 Msp. China-Gewürzmischung
2 TL Sesamöl
50 g Basmati-Reis (Vollkorn)
2 Möhren, 1 Paprika
20 g Bambussprossen
1 TL grüne Curry-Paste
100 ml Kokosmilch, ungesüßt
50 ml Geflügelfond
10 g Cashewnüsse

→ Hähnchenfleisch in feine Streifen schneiden. Mit der Gewürzmischung und 1 TL Öl marinieren.
→ Basmati-Reis nach Packungsanweisung garen. Inzwischen Möhren und Paprika klein würfeln. Sprossen waschen.
→ Nun das restliche Öl im Wok (oder Pfanne) erhitzen und die Curry-Paste kurz anschwitzen. Kokosmilch und den Geflügelfond zugeben und kurz aufkochen lassen. Fleisch, Gemüse und Sprossen zugeben und etwa 10 Minuten köcheln lassen. Mit Cashewnüssen und Reis servieren.

567 kcal • 33 g Eiweiß
68 g Kohlenhydrate
18 g Fett
• 18 Fettpunkte
• 1 Zuckerteufel

FORELLE MIT TOMATEN-BRUSCHETTA

200 g Forellenfilet, frisch
je 1 Zweig Thymian, Rosmarin oder Oregano
Saft einer 1/2 Zitrone
3 TL Olivenöl, Salz, Pfeffer
2 Knoblauchzehen
2 kleine Tomaten in Würfeln
2 Scheiben Vollkornbaguette

→ Backofen auf 180 Grad vorheizen. Forellenfilet salzen, pfeffern und auf Alufolie auf ein Backblech legen.
→ Kräuter waschen, Zitronensaft zusammen mit 1 TL Olivenöl, Kräutern, Salz und Pfeffer verrühren. Knoblauch schälen und fein hacken. Die Hälfte unter die Kräutermarinade rühren und die Forelle damit bestreichen. Alufolie verschließen, Fisch 20 Minuten im Ofen garen.
→ Inzwischen Tomatenwürfel mit restlichem Knoblauch und 2 TL Olivenöl vermengen. Auf den Brotscheiben verteilen und diese die letzten 5 Minuten im Ofen mitrösten.

519 kcal • 52 g Eiweiß
23 g Kohlenhydrate
22 g Fett
• 22 Fettpunkte
• 0 Zuckerteufel

SALTIMBOCCA MIT TOMATENSALAT

3 Tomaten
1 Frühlingszwiebel
2 TL Olivenöl
1 EL Balsamico-Essig
Salz und Pfeffer
2 dünne Kalbsschnitzel (je 60 g)
2 Scheiben Parmaschinken
2 große Salbeiblätter
2 Zahnstocher
1 EL Olivenöl, 3 EL Weißwein

→ Tomaten waschen und in Scheiben schneiden. Frühlingszwiebel in dünne Ringe schneiden und mit Öl, Essig, Salz und Pfeffer unter die Tomaten mengen.
→ Jedes Schnitzel mit einer Scheibe Schinken umwickeln. Salbei darauf legen und mit dem Zahnstocher feststecken.
→ Olivenöl in einer Pfanne erhitzen und die Schnitzel von jeder Seite etwa 3 Minuten anbraten. Leicht salzen und pfeffern. Mit Weißwein ablöschen.

504 kcal • 34 g Eiweiß
13 g Kohlenhydrate
31 g Fett
• 31 Fettpunkte
• 0 Zuckerteufel

Fisch und Fleisch

CHILI CON CARNE

100 g Kidney-Bohnen (gegart, aus der Dose)
1 Paprika, 1 Schalotte
2 TL Olivenöl
150 g Rinderhackfleisch
Salz und Pfeffer
1 Msp. Chilipulver
1 Msp. gemahlener Kreuzkümmel
1 Msp. getrockneter Oregano
100 g gestückelte Tomaten
75 ml Fleischbrühe
1 TL gehackte Petersilie

→ Die Bohnen abgießen, abbrausen und abtropfen lassen. Paprika putzen und klein würfeln. Schalotte schälen und fein hacken. Das Öl in einem Topf erhitzen. Zuerst das Hackfleisch anbraten. Dann Schalotte zugeben und alles 10 Minuten sanft garen. Mit Salz, Pfeffer und den Gewürzen kräftig abschmecken.

→ Tomaten, Brühe und Bohnen zugeben, weitere 15 Minuten köcheln lassen. Ab und zu umrühren. Mit Petersilie garnieren.

554 kcal • 43 g Eiweiß
20 g Kohlenhydrate
33 g Fett
• 33 Fettpunkte
• 0 Zuckerteufel

SCHWEINEFILET MIT FENCHEL

250 g Schweinefilet am Stück
Salz und Pfeffer
1 Fenchelknolle, 2 TL Öl
100 ml trockener Weißwein
abgeriebene Schale von
1 unbehandelten Orange

→ Backofen auf 180 Grad vorheizen. Das Fleisch waschen, von Sehnen befreien und kräftig salzen und pfeffern.

→ Den Fenchel waschen, die harten Stiele entfernen und vierteln. Das Öl in einem Bräter erhitzen und das Filet und den Fenchel rundherum anbraten. Mit Weißwein ablöschen.

→ Mit Pfeffer und Orangenschale bestreuen und im Backofen 35 Minuten schmoren.

470 kcal • 59 g Eiweiß
4 g Kohlenhydrate • 15 g Fett
• 15 Fettpunkte
• 0 Zuckerteufel

GEFÜLLTE RÄUCHERFISCH-TOMATEN

2 große Fleischtomaten
einige Blätter Basilikum
4 EL fettarmer Joghurt
Salz und Pfeffer
60 g geräucherte Forelle
1 Vollkornbrötchen

→ Die Tomaten mit einem scharfen Messer bzw. Löffel vorsichtig aushöhlen. Das Fruchtfleisch aufheben. Basilikum waschen und fein hacken.

→ Die Hälfte des Tomatenfruchtfleisches klein würfeln, mit Joghurt und Basilikum vermischen, salzen und pfeffern. Räucherforelle in ganz kleine Würfel schneiden und unterheben. Die Creme in die Tomaten füllen. Vollkornbrötchen dazu essen.

203 kcal • 20 g Eiweiß
21 g Kohlenhydrate • 4 g Fett
• 4 Fettpunkte
• 0 Zuckerteufel

Fisch und Fleisch

RINDERFILET MIT TOMATENSAUCE UND SALAT

200 g Rinderfilet
Salz und Pfeffer
2 TL Olivenöl, 1 Schalotte
100 g gestückelte Tomaten
1 Prise Zucker,
1 Spritzer Tabasco
1 Salatherz, 2 Tomaten
1 kleine Salatgurke
1 EL Balsamico-Essig
2 TL Olivenöl

→ Ofen auf 200 Grad vorheizen. Fleisch salzen und pfeffern. 1 TL Olivenöl in der Pfanne erhitzen, Filet anbraten, danach auf einem Backblech im Ofen etwa 25 Minuten garen.

→ Schalotte fein hacken und in 1 TL Öl glasig dünsten. Tomaten, Salz, Pfeffer, Zucker und Tabasco zugeben und etwa 10 Minuten leicht köcheln lassen.

→ Salat, Tomaten und Gurke waschen, putzen und klein schneiden. Aus Essig, Öl, Salz und Pfeffer ein Dressing rühren und mit dem Salat vermischen. Mit Filet und Sauce anrichten.

515 kcal • 47 g Eiweiß
15 g Kohlenhydrate • 29 g Fett
• **29 Fettpunkte**
• **0 Zuckerteufel**

PUTENRÖLLCHEN IN KOKOSSAUCE

1 g Ingwer, 1/2 Knoblauchzehe
Chili, 50 g Wildreismischung
2 dünne Putenschnitzel
Salz, Pfeffer, Sambal oelek
kleine Holzspießchen, 1 TL Öl
1 Msp. gehacktes Zitronengras
60 ml Kokosmilch, ungesüßt
1 TL saure Sahne
1/2 TL Limettensaft

→ Ingwer und Knoblauch schälen und fein hacken.

→ Reis nach Packungsanweisung garen.

→ Das Fleisch salzen, pfeffern und hauchdünn mit Sambal oelek bestreichen. Aufrollen und mit kleinen Holzspießchen feststecken. Öl erhitzen und die Röllchen rundherum anbraten.

→ Knoblauch, Ingwer, Chili, Peperoni und Zitronengras kurz mitbraten. Mit Kokosmilch ablöschen, Sahne unterrühren. Die Sauce etwa 10 Minuten köcheln lassen, die Röllchen dabei wenden. Mit Salz, Pfeffer und Limettensaft abschmecken. Die Röllchen mit Reis und Sauce anrichten.

349 kcal • 27 g Eiweiß
43 g Kohlenhydrate • 7 g Fett
• **7 Fettpunkte**
• **0 Zuckerteufel**

PUTENFILET MIT REIS UND QUARK

50 g Vollkornreis
1 Paprika
1 Frühlingszwiebel
150 g Magerquark
3 EL fettarme Milch
Salz und Pfeffer
1/2 Bund Schnittlauch
100 g Putenbrustfilet
1 TL Olivenöl

→ Den Reis nach Packungsanweisung garen.

→ Paprika und Frühlingszwiebel waschen, putzen und klein schneiden. Quark mit Milch verrühren. Gemüse unterrühren. Mit Salz und Pfeffer abschmecken.

→ Schnittlauch waschen und in feine Ringe schneiden. Mit dem Quark vermischen.

→ Die Putenbrust abspülen, trockentupfen und in einer Pfanne mit Olivenöl von jeder Seite etwa 3 bis 4 Minuten knusprig braten. Mit Reis und Quark servieren.

542 kcal • 56 g Eiweiß
55 g Kohlenhydrate • 9 g Fett
• **9 Fettpunkte**
• **0 Zuckerteufel**

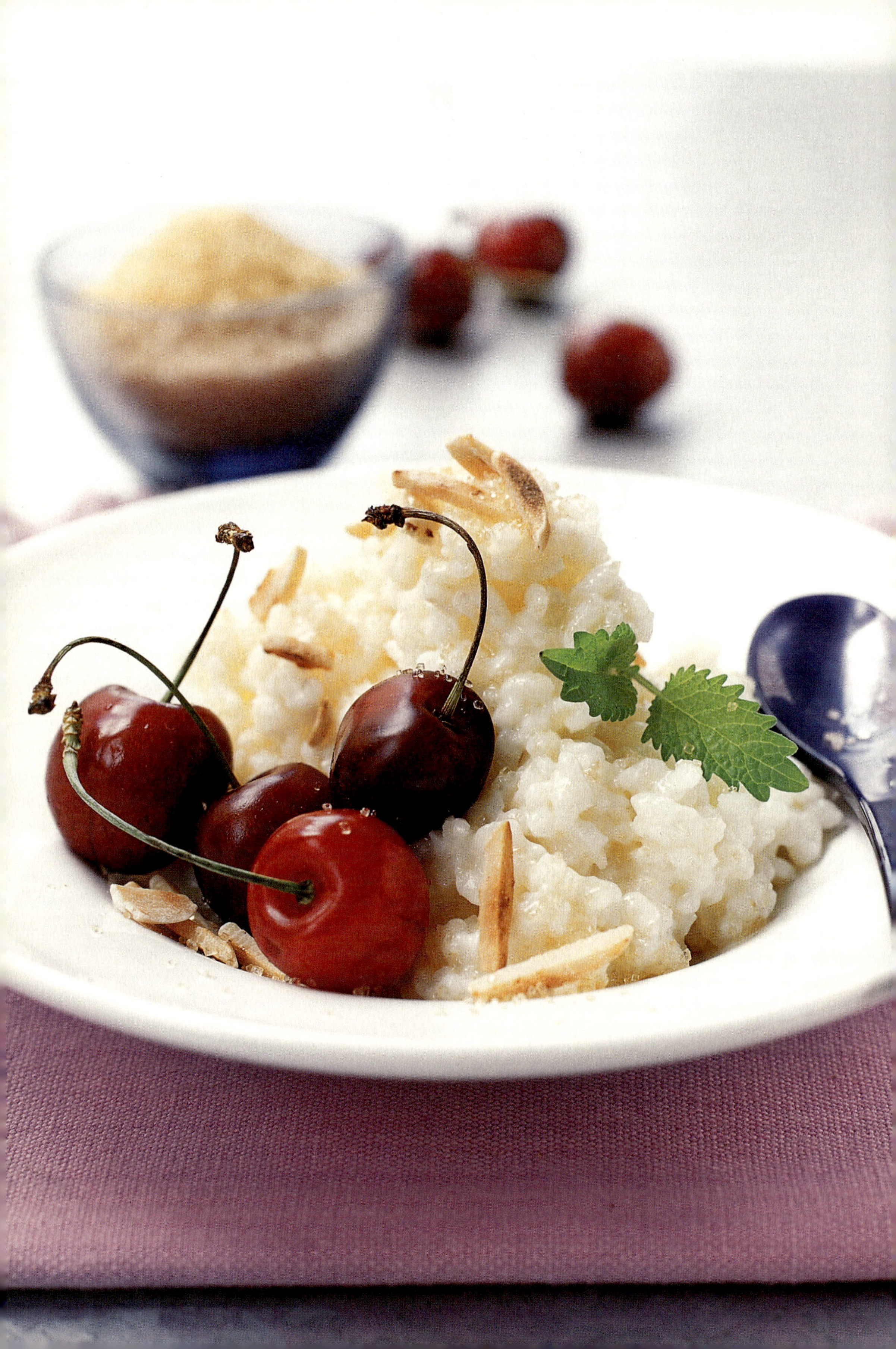

BISKUITOMELETT MIT ORANGEN-QUARK

1 Eiweiß, 1/2 TL Zitronensaft
1 Eigelb
abgeriebene Schale von
1 unbehandelten Zitrone
1 TL Vanillezucker
1 EL Vollkornmehl
1 Orange, 1 TL Ahornsirup
70 g Magerquark

→ Backofen auf 200 Grad vorheizen. Eiweiß mit Zitronensaft zu Schnee schlagen. Eigelb mit Zitronenschale und Vanillezucker schaumig schlagen. Mehl vorsichtig unterheben. Eischnee darauf verteilen und ebenfalls behutsam unterheben.
→ Die Masse kreisförmig auf ein mit Backpapier belegtes Blech streichen, im Ofen etwa 6 Minuten backen. Abkühlen lassen.
→ Orange filetieren, den Saft auffangen und mit Ahornsirup und Quark verrühren. Den Biskuit damit bestreichen, Orangenfilets auf eine Hälfte legen, die andere darüber klappen.

281 kcal • 21 g Eiweiß
30 g Kohlenhydrate • 8 g Fett
• 8 Fettpunkte
• 2 Zuckerteufel

BUNTER OBST-SALAT MIT ERDBEERJOGHURT

1 Apfel
1 Birne
1 Banane
1 Orange
1 EL Zitronensaft
1 TL Honig
100 g Erdbeeren
(frisch oder TK)
100 g fettarmer Joghurt

→ Das Obst waschen, putzen und klein schneiden. Mit Zitronensaft und Honig verrühren. Erdbeeren waschen, putzen und mit dem Joghurt pürieren. Über den Obstsalat gießen.

424 kcal • 10 g Eiweiß
86 g Kohlenhydrate • 3 g Fett
• 3 Fettpunkte
• 1 Zuckerteufel

Tipp

Mandeln fördern (wie alle Nüsse) die Konzentration und machen glücklich durch viel, viel Vitamin E.

MANDEL-MILCHREIS MIT KIRSCHEN (FOTO)

1 EL gehackte Mandeln
150 ml fettarme Milch
35 g Vollkorn-Milchreis
1/2 EL brauner Rohrzucker
100 g Kirschen (aus dem Glas)
1 Zweig Zitronenmelisse oder Minze

→ Mandeln in einer Pfanne rösten, bis sie anfangen zu duften. Beiseite stellen.
→ Milch und Reis in einen Topf geben und aufkochen. Hitze reduzieren. Mit geschlossenem Deckel etwa 15 Minuten kochen. Vom Herd nehmen und weitere 10 Minuten quellen lassen. Immer wieder umrühren. Zucker und Mandeln unterrühren. Reis in ein Schälchen füllen und mit Kirschen und Zitronenmelisse garnieren.

367 kcal • 11 g Eiweiß
54 g Kohlenhydrate
11 g Fett
• 11 Fettpunkte
• 1 Zuckerteufel

CRÊPE MIT FRUCHTQUARK

1 Ei
2 EL Mineralwasser
5 EL fettarme Milch
1 EL Vollkornmehl (10 g)
4 EL Magerquark
1 EL Orangensaft
1 TL Honig
1 Prise Zimt
100 g gemischte Beeren
1 TL Öl

→ Ei, Mineralwasser, Milch und Mehl zu einem glatten Teig verrühren. 10 Minuten quellen lassen.
→ Inzwischen Quark mit Orangensaft, Honig und Zimt verrühren. Beeren waschen und verlesen. Öl in einer beschichteten Pfanne erhitzen, den Teig hineingießen und daraus einen dünnen Pfannkuchen backen.
→ Auf einen Teller geben und mit Quark und Früchten belegen. Einmal zusammenklappen. Mit Puderzucker bestauben.

344 kcal • 21 g Eiweiß
33 g Kohlenhydrate
14 g Fett
• 14 Fettpunkte
• 1 Zuckerteufel

SCHOKOFRÜCHTE

ergibt 4 Portionen

50 g Bitterschokolade
100 g frische Erdbeeren
100 g getrocknete Früchte (z. B. Aprikosen)

→ Die Schokolade zerkleinern und im Wasserbad langsam schmelzen. Die Erdbeeren waschen und mit den Aprikosen jeweils zur Hälfte in die flüssige Schokolade eintauchen.
→ Auf einem Kuchengitter abtropfen lassen. Danach im Kühlschrank aufbewahren. (Frische Schoko-Erdbeeren sind dort 1–2 Tage haltbar, getrocknete Schokofrüchte mindestens eine Woche.)

Pro Portion: 136 kcal
3 g Eiweiß • 21 g Kohlenhydrate
4 g Fett
• 4 Fettpunkte
• 1 Zuckerteufel

Tipp

Kakaobohnen und Schokolade enthalten winzige Mengen Anandamid – eine Substanz, die mit dem Marihuana-Wirkstoff verwandt ist. Sie wirkt ausgleichend und macht fröhlich.

ZITRUS-CARPACCIO

1 Orange, unbehandelt
1 Grapefruit, unbehandelt
50 ml Wasser
1 TL Honig
1 Msp. Zimt
2 EL fettarmer Joghurt
Zitronenmelisse

→ Orange und Grapefruit unter heißem Wasser abwaschen, abreiben und die Schale mit einem Zestenreißer (oder scharfen Messer) dünn abschälen. Die Früchte schälen und das Fruchtfleisch quer in hauchdünne Scheiben schneiden. Auf einem Teller auslegen.
→ Das Wasser in einem Topf mit Honig, Zimt und den Orangenzesten 5 Minuten kochen, bis eine Art Sirup entsteht. Diesen löffelweise über die Früchte träufeln. Mit Joghurt und Zitronenmelisse garnieren.

229 kcal • 4 g Eiweiß
42 g Kohlenhydrate • 1 g Fett
• 1 Fettpunkt
• 1 Zuckerteufel

BUTTERMILCH-PANNA-COTTA MIT ERDBEERSAUCE

125 ml Buttermilch
1 EL Zucker (Fruchtzucker)
1/2 Vanilleschote
2 Blatt Gelatine
100 g Erdbeeren
(frisch oder TK)

→ Buttermilch in einen Topf gießen und mit dem Zucker verrühren. Vanilleschote längs aufschneiden, Mark herauskratzen und in die Milch rühren.
→ Alles bei schwacher Hitze zum Kochen bringen. 15 Minuten köcheln lassen. Inzwischen die Gelatine in kaltem Wasser einweichen. Topf vom Herd nehmen.
→ Die Gelatine in der Hand kurz ausdrücken und in einem separaten Topf unter Rühren auflösen. (Nicht kochen!) In die warme Milch geben und kräftig verrühren. Nun in ein Förmchen gießen und einige Stunden kalt stellen.
→ Die Erdbeeren waschen und mit dem Pürierstab zu einer Sauce verrühren.

138 kcal • 5 g Eiweiß
25 g Kohlenhydrate • 1 g Fett
• **1 Fettpunkt**
• **2 Zuckerteufel**

ANANAS MIT KOKOSCREME

120 g Ananas
100 g Magerquark
1 EL Kokosmilch, ungesüßt
1/2 TL Kokosraspel

→ Ananas schälen und in Stücke schneiden. Den Quark mit Kokosmilch verrühren und auf den Ananasstücken verteilen. Mit Kokosraspeln bestreuen.

165 kcal • 14 g Eiweiß
21 g Kohlenhydrate • 2 g Fett
• **2 Fettpunkte**
• **1 Zuckerteufel**

Tipp

Stabile Knochen, kein Karies, starke Muskeln und geistig topfit – dafür sorgt das gesunde Doppel aus Calcium und Lezithin, das in Magerquark steckt.

KIRSCHMUFFINS

für 6 Stück

70 g weiche Halbfett-Butter
100 g Kirschen (aus dem Glas)
125 g Vollkornmehl
3 EL Vollkorn-Haferflocken
1 Msp. Zimt, 1 TL Backpulver
1 Prise Salz, 1 Ei
7 EL brauner Zucker
1 Päckchen Vanillezucker
100 g fettarmer Joghurt

→ Backofen auf 180 Grad vorheizen. Butter zerlassen, Kirschen abgießen.
→ Mehl mit den Haferflocken, Zimt, Backpulver und Salz in einer Schüssel vermengen. Das Ei in einer weiteren Schüssel verquirlen. Zucker, Vanillezucker und flüssige Butter unterrühren, Joghurt zugeben.
→ Nochmals verrühren und die Masse mit den Kirschen zur Mehlmischung geben. Mit dem Schneebesen so lange verrühren, bis alle Zutaten feucht sind.
→ Den Teig in 6 Muffinförmchen füllen und im Backofen etwa 20 Minuten goldgelb backen.

Pro Stück: 245 kcal
6 g Eiweiß • 39 g Kohlenhydrate • 7 g Fett
• **7 Fettpunkte**
• **3 Zuckerteufel**

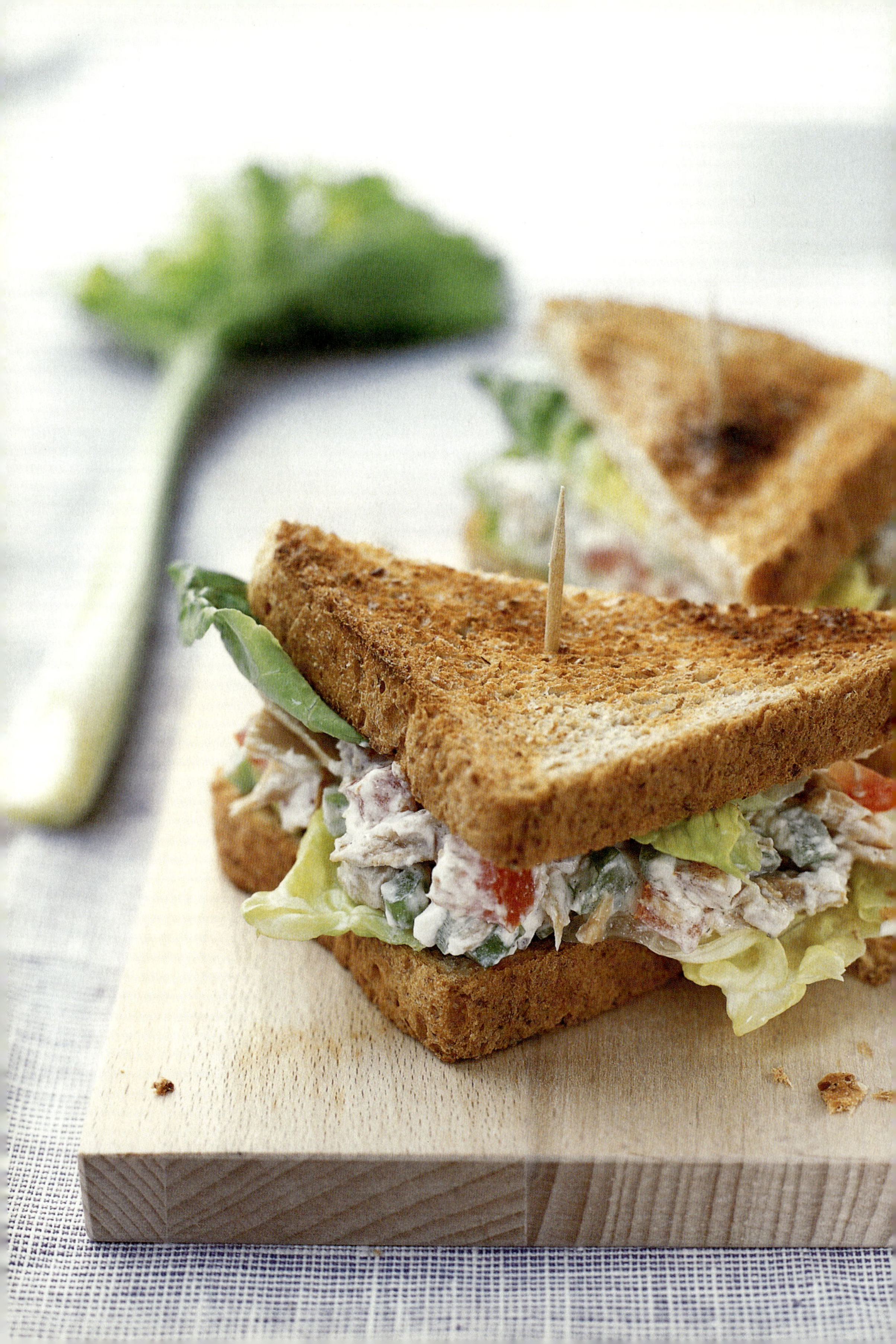

Snacks und Sandwiches

THUNFISCH-SANDWICH (FOTO)

1 kleine Dose Thunfisch im eigenen Saft (50 g)
2 knackige Salatblätter
1 kleine Tomate
1 kleine Stange Sellerie
1 EL fettarmer Frischkäse
1 TL Zitronensaft
1/2 Knoblauchzehe
Salz und Pfeffer
2 Scheiben Vollkorntoast

→ Den Thunfisch mit einer Gabel zerpflücken. Die Salatblätter waschen, trockentupfen.
→ Tomate in kleine Würfel schneiden. Den Sellerie klein würfeln. Frischkäse und Zitronensaft verrühren, Knoblauch schälen und dazupressen. Thunfisch, Tomate und Sellerie untermengen und mit Salz und Pfeffer würzen.
→ Das Brot nach Belieben toasten. Eine Brotscheibe mit Salat belegen, die Thunfisch-Gemüse-Mischung darüber verteilen, die zweite Brotscheibe darauf legen. Diagonal halbieren.

217 kcal • 20 g Eiweiß
25 g Kohlenhydrate • 4 g Fett
• 4 Fettpunkte
• 0 Zuckerteufel

BANANEN-KOKOS-KNÄCKE

1 TL Kokosflocken
2 EL Magerquark
1 TL Honig
2 Scheiben Vollkornknäckebrot
1 Banane

→ Kokosflocken mit Quark und Honig verrühren. Die Masse auf den Knäckebrotscheiben verstreichen. Die Banane schälen, in Scheiben schneiden und die Brote damit belegen.

270 kcal • 11 g Eiweiß
49 g Kohlenhydrate • 3 g Fett
• 3 Fettpunkte
• 1 Zuckerteufel

Tipp

Erfolgreiches Duo: Eiweiß und Jod aus Thunfisch bringen Sie in Kürze in Topform. Vor allem der Eiweißbaustein Histidin stärkt das Immunsystem, hilft bei Blutarmut und fördert die Belastbarkeit bei Stress.

VOLLKORNBROT MIT CAMEMBERTCREME

25 g reifer Camembert (Halbfettstufe)
50 g Magerquark
1 EL Mineralwasser
1 Msp. Paprikapulver, edelsüß
Salz und Pfeffer
1/2 Bund Schnittlauch
1 Frühlingszwiebel
1/2 Paprika
2 Scheiben Vollkornbrot

→ Camembert und Quark mit dem Pürierstab zu einer cremigen Masse verrühren. Nach und nach so viel Mineralwasser zugeben, dass die Masse cremig, aber nicht flüssig wird. Mit Paprikapulver, Salz und Pfeffer abschmecken.
→ Schnittlauch und Frühlingszwiebel waschen und in dünne Ringe schneiden. Paprika waschen, entkernen und klein würfeln.
→ Brotscheiben mit Käsecreme bestreichen und mit Schnittlauch, Zwiebel und Paprika garnieren.

204 kcal • 19 g Eiweiß
23 g Kohlenhydrate • 3 g Fett
• 3 Fettpunkte
• 0 Zuckerteufel

Snacks und Sandwiches

VOLLKORN-SANDWICH MIT BIRNENQUARK

ergibt 2 Portionen

1 Birne
1 TL Zitronensaft
50 g Magerquark
2 EL fettarme Milch
1 EL Mandelblättchen
2 Scheiben Vollkornbrot

→ Die Birne waschen, klein schneiden und grob raspeln, dann sofort mit Zitronensaft beträufeln. Quark mit Milch glatt rühren. Birnenraspel und Mandelblättchen untermischen.

→ Den Quark auf den Brotscheiben verstreichen, zusammenklappen und in der Mitte halbieren. Die Hälften in Folie wickeln und im Kühlschrank aufbewahren.

Pro Portion: 178 kcal
8 g Eiweiß • 25 g Kohlenhydrate • 5 g Fett
• **5 Fettpunkte**
• **0 Zuckerteufel**

SANDWICHROLLEN MIT SCHINKEN UND RUCOLA

ergibt 2 Portionen

60 g fettarmer Frischkäse
Salz und Pfeffer
25 g Rucola
2 Scheiben Vollkorntoast
2 Scheiben magerer Kochschinken
Salz und Pfeffer

→ Den Frischkäse mit Salz und Pfeffer vermischen. Rucola putzen und waschen.

→ Das Brot entrinden, längs halbieren und mit Frischkäsecreme bestreichen. Dann mit Rucola und Schinken belegen und die Brotscheiben von der schmalen Seite aus aufrollen.

→ Die zwei Rollen in Alufolie wickeln und im Kühlschrank kalt stellen. Vor dem Servieren die Rollen schräg aufschneiden.

Pro Portion: 93 kcal
8 g Eiweiß • 10 g Kohlenhydrate • 3 g Fett
• **3 Fettpunkte**
• **0 Zuckerteufel**

MANGO-SCHINKEN-WRAP

1/4 reife Mango
50 g magerer Kochschinken
1 Weizen-Tortilla (Fertigprodukt; wahlweise 1 Pfannkuchen)
1 EL fettarmer Frischkäse
1 TL frisch gehackte Petersilie
Salz und Pfeffer

→ Mango schälen, das Fruchtfleisch in Spalten vom Stein schneiden und diese in dünne Streifen schneiden. Schinken ebenfalls in Streifen schneiden.

→ Tortilla im heißen Backofen bei 100 Grad einige Minuten erwärmen, dann herausnehmen und halbieren. Frischkäse mit Petersilie, Salz und Pfeffer vermengen und auf der Tortilla verstreichen. Mango und Schinken darauf verteilen und tütenförmig aufrollen.

453 kcal • 24 g Eiweiß
51 g Kohlenhydrate
16 g Fett
• **16 Fettpunkte**
• **1 Zuckerteufel**

GEMÜSE-PARMESAN-SANDWICH
ergibt 2 Portionen

2 kleine Möhren
1 kleine Frühlingszwiebel
2 EL Kresse oder Sprossen
4 EL fettarmer Frischkäse
1 TL frisch geriebener Parmesan
Salz und Pfeffer
4 Scheiben Vollkornbrot

→ Möhren waschen, schälen und fein raspeln. Die Frühlingszwiebel in feine Ringe schneiden. Kresse waschen. Alles mit Frischkäse und dem geriebenen Parmesan vermengen.
→ Mit Salz und Pfeffer abschmecken und auf 2 Vollkornbrotscheiben verstreichen. Die beiden anderen Brotscheiben darauf legen und diagonal durchschneiden. Die Hälften in Folie wickeln und im Kühlschrank aufbewahren.

Pro Portion: 200 kcal
10 g Eiweiß • 25 g Kohlenhydrate • 6 g Fett
• 6 Fettpunkte
• 0 Zuckerteufel

FEIGEN-PARMA-SCHINKEN-SANDWICH
ergibt 2 Portionen

100 g Rucola
2 Feigen
1 TL Olivenöl
1 TL Zitronensaft
1 EL geriebener Parmesan
Salz und Pfeffer
4 Scheiben Vollkorntoast
50 g Parmaschinken

→ Rucola waschen und klein schneiden. Die Feigen vorsichtig schälen und das Fruchtfleisch klein würfeln. Mit Rucola, Olivenöl, Zitronensaft und Parmesan vermengen.
Mit Salz und Pfeffer abschmecken.
→ Toasts rösten und den Parmaschinken auf 2 Toastscheiben verteilen. Dann die Rucola-Feigen-Mischung darauf verstreichen. Mit den beiden anderen Toastscheiben belegen und diagonal zerteilen. Die beiden Hälften in Folie wickeln und im Kühlschrank aufbewahren.

Pro Portion: 197 kcal
12 g Eiweiß • 21 g Kohlenhydrate • 7 g Fett
• 7 Fettpunkte
• 0 Zuckerteufel

GEMÜSESTICKS MIT JOGHURT-DIP

1/2 Bund Schnittlauch
1 EL Zitronensaft
60 g fettarmer Joghurt
1/2 Knoblauchzehe
Salz und Pfeffer
200 g Gemüse
(z.B. Kohlrabi, Möhren, Sellerie)

→ Schnittlauch waschen, putzen und in sehr feine Ringe schneiden. Mit Zitronensaft und Joghurt verrühren. Knoblauch hineinpressen und mit Salz und Pfeffer abschmecken.
→ Das Gemüse waschen, schälen und in dünne Stifte schneiden. In den Joghurt-Dip tauchen und genießen.

94 kcal • 6 g Eiweiß
12 g Kohlenhydrate • 2 g Fett
• 2 Fettpunkte
• 0 Zuckerteufel

Mein individueller Abnehmplan

Abnehmen ist etwas ganz persönliches. Ein Vorhaben, das nur Sie ganz alleine betrifft. Auf den folgenden Seiten haben Sie genügend Platz, um Ihre ganz persönlichen Gedanken und Gefühle zu notieren und Fortschritte zu dokumentieren. Tipp: Damit Sie die Aufzeichnungen später einmal wieder machen können, kopieren Sie am besten die folgenden Seiten oder tragen einfach alles mit Bleistift ein.

Meine persönliche Gewichtskurve

Mein Ausgangsgewicht: _____ kg

Woche	1	2	3	4	5	6	7	8	9	10
+ 5 kg										
+ 4 kg										
+ 3 kg										
+ 2 kg										
+ 1kg										
Gewicht in kg										
- 1 kg										
- 2 kg										
- 3 kg										
- 4 kg										
- 5 kg										
- 6 kg										
- 7 kg										
- 8 kg										
- 9 kg										
- 10 kg										

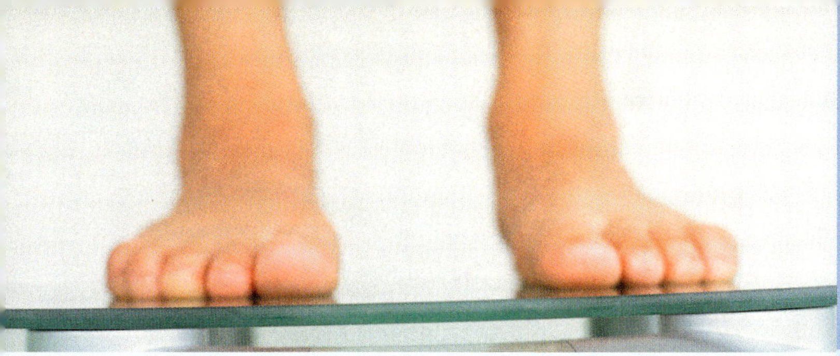

Wo ich heute stehe ...

Datum:

Mein Body-Mass-Index:

Bin ich normalgewichtig? ☐ Ja ☐ Nein

Warum möchte ich abnehmen?

Wie viel möchte ich abnehmen?

Wie viel Zeit möchte ich mir dafür nehmen?

Werde ich mich besser fühlen, wenn ich schlank bin?

Tue ich es wirklich für mich oder für andere?

Warum bin ich bisher gescheitert?

Tipp

Wer schreibt, gewinnt!

Das Erfolgsgeheimnis von Ernährungsprofis: Buchführen! Es bringt tatsächlich etwas, seine ganz persönlichen Ängste und Gefühle sowie individuellen Ziele vor Beginn der Diät aufzuschreiben. So kann man danach das Erreichte viel besser fassen und sich über den Erfolg freuen.

Mein Ernährungstagebuch

Versuchen Sie, wenn möglich, ab heute Buch darüber zu führen, was Sie essen und trinken. In der letzten Spalte ist Platz für persönliche Notizen. Sicher gibt es Tage, da fühlen Sie sich besonders gestresst, sind krank oder haben Liebeskummer. Hier ist auch Platz, so genannte »Jokertage«, wie Weihnachten, Familienfeiern oder Geburtstage zu kennzeichnen. An solchen Tagen isst man unweigerlich mehr als sonst.

Datum:				
	Was esse und trinke ich? (Menge angeben)		Wo bin ich? (Bin ich allein oder in Gesellschaft)	Persönliche Aufzeichnungen
Uhrzeit	Lebensmittel	Getränke	Ort/Personen	(Wie fühle ich mich?)

(Für jeden Tag eine Fotokopie machen)

Bewegungs-Check
Kreuzen Sie die passende Antwort an

Kleine Strecken erledige ich zu Fuß oder mit dem Fahrrad.	☐ ja	☐ nein
Statt dem Aufzug benutze ich lieber die Treppe.	☐ ja	☐ nein
Ich bin Mitglied in einem Sportverein.	☐ ja	☐ nein
Ich gehe regelmäßig ins Fitness-Studio.	☐ ja	☐ nein
Ich bin Hausfrau und eigentlich den ganzen Tag auf den Beinen.	☐ ja	☐ nein
Ich treibe regelmäßig Sport.	☐ ja	☐ nein
Gleich morgens nach dem Aufstehen mache ich Gymnastik.	☐ ja	☐ nein
Ich habe in meinem Beruf viel Bewegung.	☐ ja	☐ nein

Je öfter Sie Antwort »ja« angekreuzt haben, desto besser. Versuchen Sie, ab heute mehr Bewegung in Ihren Alltag einzuplanen, und tragen Sie in Ihrem Ernährungstagebuch genau ein, wann und wie lange Sie sich bewegt haben. So behalten Sie den Überblick.

Trink-Check

Trinken Sie genug? Kreuzen Sie die richtige Antwort an:
Was trinke ich?

☐ Kaffee	☐ Fruchtnektar	☐ Saft
☐ Saftschorle	☐ Eistee	☐ Limonade
☐ Cola	☐ Bier	☐ Wein
☐ Wasser	☐ Milch	☐ Molke
☐ Früchtetee	☐ Kräutertee	☐ Schwarz- oder Grüntee

Wie viel trinke ich am Tag?

☐ Weniger als 1 Liter	☐ Mindestens 1 Liter
☐ Mindestens 2 Liter	☐ Mehr als 3 Liter

Wann trinke ich wie viel?

☐ morgens	☐ vormittags	☐ mittags
☐ nachmittags	☐ abends	☐ spätabends/nachts

Tipp

Bewegung bringt's

Wissenschaftler bestätigen immer wieder: Ohne Sport funktioniert keine Diät. Keine Angst, Sie müssen sich deshalb nicht gleich im Fitness-Studio anmelden. Oft genügt es schon, den Alltag etwas aktiver zu gestalten. Diese Kleinigkeiten bringen mehr, als Sie denken.

Dick machende Gewohnheiten entdecken

Antworten Sie mit »ja« oder »nein«.

Ich esse, ...

... so lange, bis der Teller leer ist.	☐ ja	☐ nein
... sehr schnell.	☐ ja	☐ nein
... immer zur gleichen Zeit.	☐ ja	☐ nein
... sehr unregelmäßig.	☐ ja	☐ nein
... oft zwischen den Mahlzeiten.	☐ ja	☐ nein
... wenn die Kinder Reste auf dem Teller lassen.	☐ ja	☐ nein
... wenn ich unterwegs bin.	☐ ja	☐ nein
...wenn ich traurig bin.	☐ ja	☐ nein
... wenn ich mich langweile.	☐ ja	☐ nein
... wenn ich mich einsam fühle.	☐ ja	☐ nein
... wenn ich Stress habe.	☐ ja	☐ nein
... wenn mich Sorgen belasten.	☐ ja	☐ nein
... wenn ich enttäuscht bin.	☐ ja	☐ nein
... wenn ich wütend bin.	☐ ja	☐ nein
... wenn ich glücklich bin.	☐ ja	☐ nein
... wenn ich stolz auf mich bin.	☐ ja	☐ nein
... häufig beim Fernsehen.	☐ ja	☐ nein
... weil andere auch essen.	☐ ja	☐ nein
... beim Einkaufen.	☐ ja	☐ nein

Zählen Sie zusammen, wie häufig Sie mit »ja« geantwortet haben. So sehen Sie, dass es meist nicht der Hunger ist, der Sie zum Essen veranlasst, sondern bestimmte Situationen oder Stimmungen, aber auch anerzogenes Essverhalten aus der Kindheit. Höchste Zeit, sich diese Gewohnheiten abzugewöhnen.

Die Kraft meiner Gedanken

Tragen Sie hier Ihre Gedanken und Gefühle ein, die Sie gerade beschäftigen.

Datum: ______________________________

Wie fühle ich mich heute:

Bin ich mit mir und meinem Körper zufrieden: ☐ ja ☐ nein

Warum:

Was möchte ich ändern?

Warum:

Womit bin ich zufrieden:

Welches ist mein schönstes Körperteil?

Platz für persönliche Gedanken:

Darauf kann ich stolz sein

Das haben Sie erreicht:

Ich habe mein Wunschgewicht erreicht oder bin zumindest auf dem Weg dorthin.	☐ ja	☐ nein
Ich habe nicht weiter zugenommen.	☐ ja	☐ nein
Ich weiß jetzt mehr über Lebensmittel und achte besser darauf, was ich esse.	☐ ja	☐ nein
Ich trinke mindestens zwei Liter Wasser am Tag.	☐ ja	☐ nein
Ich gehe bewusster einkaufen.	☐ ja	☐ nein
Ich esse öfter Obst, Gemüse und Vollkornprodukte.	☐ ja	☐ nein
Ich plane meine Mahlzeiten und esse regelmäßig.	☐ ja	☐ nein
Ich esse langsam und genieße das Essen.	☐ ja	☐ nein
Ich spüre, wann ich satt bin, und höre dann auf zu essen.	☐ ja	☐ nein
Ich treibe jetzt regelmäßig Sport.	☐ ja	☐ nein
Ich kann ohne schlechtes Gewissen auch mal naschen.	☐ ja	☐ nein
Ich sage nein, wenn ich etwas nicht möchte.	☐ ja	☐ nein
Ich bin selbstbewusster geworden.	☐ ja	☐ nein

Die große Lebensmitteltabelle

Die Liste enthält alle wichtigen Lebensmittel, eingeteilt nach Produktgruppen und dort alphabetisch sortiert. Alle Werte sind auf ganze Stellen gerundet. So können sich gegebenenfalls geringe Abweichungen zu Angaben in anderen Kalorientabellen ergeben.

Kategorie	Portion		
Obst, Gemüse, Salat und Hülsenfrüchte			
Frisches Obst			
(pro Stück bzw. Portion)			
Ananas	125 g	0	0
Apfel	120 g	1	0
Aprikose	50 g	0	0
Aprikose, getrocknet	25 g	0	0
Banane	100 g	0	0
Birne	120 g	0	0
Brombeeren	125 g	0	0
Datteln (getrocknet)	8 g	0	0
Erdbeeren	125 g	0	0
Feige (frisch)	50 g	0	0
Feige (getrocknet)	30 g	0	0
Grapefruit	200 g	0	0
Himbeeren	125 g	0	0
Honigmelone	150 g	0	0
Johannisbeeren, rot	125 g	0	0
Johannisbeeren, schwarz	125 g	0	0
Kirschen, sauer	125 g	0	0
Kirschen, süß	125 g	0	0
Kiwi	60 g	0	0
Mandarine	40 g	0	0
Mango 1/2	(125 g)	1	0
Nektarine	120 g	0	0
Orange	120 g	0	0
Papaya	200 g	0	0
Pfirsich	120 g	0	0
Pflaumen	125 g	0	0
Rhabarber	125 g	0	0
Rosinen	25 g	0	0
Stachelbeeren	125 g	0	0
Wassermelone	150 g	0	0
Weintrauben	125 g	0	0

Kategorie	Portion		
Obstkonserven			
(pro Portion)			
Ananas, natursüß ohne Zucker	125 g	0	0
Ananas, gezuckert	125 g	1	2
Apfelmus, -kompott	125 g	0	1
Apfelmus, -kompott, ungezuckert	125 g	0	0
Aprikosen	125 g	0	3
Birnen, natursüß	125 g	0	1
Fruchtcocktail, natursüß ohne Zucker	125 g	0	1
Kirschen	125 g	0	2
Mandarin-Orangen	125 g	0	2
Pfirsiche, natursüß	125 g	0	1
Preiselbeeren	20 g	0	2
Frisches Gemüse			
(pro Stück bzw. Portion)			
Artischocke	100 g	0	0
Aubergine	200 g	0	0
Avocado	200 g	47	0
Blumenkohl	200 g	1	0
Brokkoli	200 g	0	0
Brunnenkresse	50 g	0	0
Champignons	200 g	0	0
Chicorée	200 g	0	0
Chinakohl	200 g	1	0
Endiviensalat	200 g	0	0
Feldsalat	200 g	0	0
Fenchel	1 Knolle	1	0
Frühlingszwiebeln	100 g	0	0
Knoblauch	Zehe	0	0
Knollensellerie	200 g	1	0
Kohlrabi	200 g	0	0
Kopfsalat	200 g	0	0
Küchenkräuter, frisch	1 EL	0	0
Kürbis	200 g	0	0
Möhren, roh	200 g	0	0

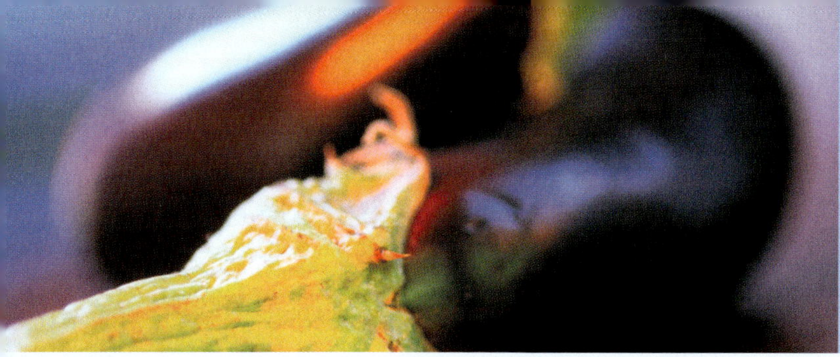

Kategorie	Portion		
Paprika	200 g	1	0
Pfifferlinge	200 g	1	0
Porree	200 g	0	0
Radieschen	80 g	0	0
Rosenkohl	200 g	1	0
Rote Bete	200 g	0	0
Rotkohl	200 g	0	0
Rucola	200 g	0	0
Salatgurke	200 g	0	0
Sellerie	200 g	1	0
Spargel	200 g	0	0
Spinat	200 g	0	0
Steinpilze	200 g	1	0
Weißkohl	200 g	0	0
Wirsing	200 g	1	0
Zucchini	200 g	1	0
Zuckermais	200 g	2	0
Zwiebel	Stück	0	0

Gemüsekonserven

(pro Portion)

Artischockenherzen	250 g	0	0
Artischockenherzen, eingelegt in Öl		4	0
Bohnen, grün	150 g	0	0
Bohnen, weiß	150 g	1	0
Cornichons	100 g	0	0
Erbsen, grün	150 g	1	0
Erbsen und Karotten	150 g	0	0
Gewürzgurken	100 g	0	0
Mixed Pickles	100 g	0	0
Möhren	150 g	0	0
Oliven, grün	20 g	3	0
Oliven, schwarz	20 g	7	0
Rote Bete	150 g	0	0
Sauerkraut	150 g	0	0
Spargel	150 g	0	0
Tomaten	150 g	0	0
Tomatenpaprika	150 g	0	0

Hülsenfrüchte, Sprossen & Soja

(pro Portion)

Alfalfasprossen	50 g	0	0
Bambussprossen	50 g	1	0
Bohnen (getrocknet)	60 g	1	0
Kichererbsen (getrocknet)	60 g	2	0
Kidneybohnen	60 g	2	0
Linsen (getrocknet)	60 g	1	0
Mungobohnensprossen	50 g	0	0
Sojamilch	200 ml	4	0
Sojasprossen	50 g	1	0
Tofu	100 g	2	0

Eier, Milchprodukte, Fleisch und Fisch

Eier

(pro Stück bzw. Portion)

Ei (58 g)	Stück	7	0
Eigelb (19 g)	Stück	6	0
Eiweiß (33 g)	Stück	0	0
Rührei	Stück	9	0
Rührei mit Schinken	Stück	13	0
Spiegelei	Stück	9	0

Milch & Milchprodukte

(pro Portion)

Actimel Drink natur	100 g	2	3
Buttermilch	200 ml	1	0
Crème fraîche	1 EL	4	0
Dickmilch	200 ml	7	0
Dickmilch, fettarm	200 ml	3	0
Fruchtbuttermilch	200 ml	1	2
Fruchtjoghurt	150 g	5	2
Fruchtmolke, ungesüßt	200 ml	0	0
Joghurt (3,5%)	150 g	5	0
Joghurt, fettarm	150 g	2	0
Kefir	150 g	5	0
Kefir, fettarm	150 g	2	0
Kondensmilch, gezuckert	25 ml	3	1
Milch, fettarm (1,5%)	200 ml	3	0
Molke, natur	200 ml	0	0
Molke, Fruchtdrink	200 ml	0	2
Sahnejoghurt	150 g	15	0
Saure Sahne	1 EL	2	0
Schlagsahne	1 EL	5	0
Schmand (24%)	1 EL	4	0
Vollmilch	200 ml	7	0
Yakult	65 ml	0	2

Lebensmitteltabelle

Kategorie	Portion		
Käse & Quark			
(pro Portion)			
Appenzeller (50%)	30 g	10	0
Bavaria Blue (70%)	30 g	12	0
Brie (45%)	30 g	6	0
Butterkäse (50%)	30 g	9	0
Camembert (30%)	30 g	4	0
Camembert (45%)	30 g	7	0
Camembert (60%)	30 g	10	0
Doppelrahmfrischkäse (60%)	30 g	8	0
Emmentaler (45%)	30 g	9	0
Emmentaler (leicht)	30 g	5	0
Feta (45%)	30 g	5	0
Frischkäsezubereitung (20%)	30 g	2	0
Gorgonzola (50%)	30 g	9	0
Gouda (30%)	30 g	5	0
Gouda (45%)	30 g	9	0
Gruyère (45%)	30 g	10	0
Harzer Käse	30 g	1	0
Körniger Hüttenkäse	1 EL	2	0
Leerdamer	30 g	9	0
Leerdamer (light)	30 g	5	0
Magerquark	100 g	2	0
Mascarpone	50 g	21	0
Mozzarella	50 g	8	0
Parmesankäse (32%)	30 g	8	0
Quark (40%)	100 g	11	0
Ricotta	30 g	5	0
Scheiblettenkäse	20 g	5	0
Scheiblettenkäse (light)	20 g	2	0
Tilsiter (30%)	30 g	5	0
Tilsiter (45%)	30 g	8	0
Fisch & Meeresfrüchte			
(pro Portion)			
Aal (geräuchert)	50 g	14	0
Bachforelle	150 g	4	0
Bismarckhering	125 g	20	0
Brathering	115 g	19	0
Fischstäbchen	Stück	2	1
Garnelen, ausgelöst	100 g	1	0
Goldbarsch, Rotbarsch	150 g	5	0
Hecht	150 g	1	0
Hering	100 g	18	0
Heringssalat	100 g	24	1
Hummer, ausgelöst	100 g	2	0

Kategorie	Portion		
Kabeljau	150 g	1	0
Karpfen	150 g	7	0
Lachs (geräuchert)	50 g	3	0
Lachsfilet (frisch	150 g	20	0
Makrele	150 g	18	0
Matjesfilet	80 g	18	0
Miesmuscheln, ausgelöst	100 g	1	0
Ölsardine	Stück	3	0
Rollmops	125 g	20	0
Schellfisch	150 g	1	0
Schillerlocke	100 g	24	0
Scholle	150 g	3	0
Seelachs	150 g	1	0
Seezunge	150 g	2	0
Steinbutt	150 g	3	0
Tintenfisch	100 g	1	0
Thunfisch, frisch	150 g	23	0
Thunfisch, Dose i. Öl	180 g	36	0
Zander	150 g	1	0
Geflügel & Wild			
(pro Portion)			
Brathuhn	125 g	12	0
Chicken McNuggets	6 Stück	12	1
Ente	125 g	21	0
Gans	125 g	39	0
Hühnerbrust mit Haut	125 g	8	0
Hühnerbrust ohne Haut	125 g	1	0
Hühnerkeule mit Haut	125 g	14	0
Pute (Truthahn) mit Haut	125 g	8	0
Putenkeule	125 g	5	0
Putenschnitzel	125 g	1	0
Rehkeule	125 g	2	0
Rehrücken	125 g	4	0
Suppenhuhn	125 g	25	0
Fleisch			
(pro Portion)			
Rinderhack (Tatar, mager)	100 g	3	0
Hackfleisch, gemischt	100 g	20	0
Kalbsbrust	125 g	8	0
Kalbsfilet	125 g	1	0
Kalbskotelett	125 g	3	0
Kalbsschnitzel	125 g	2	0
Lammfilet	125 g	5	0
Lammkotelett	125 g	23	0

Kategorie	Portion		
Rinderfilet	125 g	5	0
Rinderhüfte	125 g	3	0
Rinderroulade	125 g	4	0
Roastbeef, Lende	125 g	6	0
Schweinefilet	125 g	3	0
Schweinekotelett	125 g	6	0
Schweinebauch	125 g	26	0
Schweineschnitzel	125 g	2	0
Schweineschulter	125 g	3	0
Schweinshaxe	125 g	15	0
Tafelspitz	125 g	15	0
Wurstwaren			
(pro Stück bzw. Portion)			
Bierschinken	30 g	6	0
Bratwurst (Schwein)	150 g	43	0
Bündner Fleisch	30 g	30	0
Corned Beef	30 g	3	0
Fleischkäse (Stuttgarter Art)	125 g	38	0
Fleischsalat	100 g	37	1
Fleischwurst	125 g	36	0
Geflügel-Bierschinken	30 g	5	0
Geflügel-Leberwurst	30 g	11	0
Geflügel-Mortadella	30 g	5	0
Geflügel-Salami	30 g	7	0
Gelbwurst	30 g	8	0
Kalbskäse	125 g	37	0
Kalbsleberwurst	30 g	11	0
Kochschinken	30 g	1	0
Lachsschinken	30 g	1	0
Landjäger	100 g	43	0
Leberkäse (Münchner)	125 g	34	0
Leberwurst, grob	30 g	8	0
Lyoner	30 g	8	0
Mortadella	30 g	10	0
Münchner Weißwurst	125 g	31	0
Nürnberger Rostbratwurst	100 g	22	0
Putenbrust, geräuchert	30 g	1	0
Putenschinkenwurst	30 g	4	0
Regensburger Wurst	70 g	19	0
Salami	30 g	10	0
Schinken, roh mit Fettrand	30 g	10	0
Schinken, roh ohne Fettrand	30 g	5	0
Speck, durchwachsen	30 g	24	0
Teewurst	30 g	11	0
Thüringer Bratwurst	100 g	29	0

Kategorie	Portion		
Wiener Würstchen	70 g	20	0
Wurstsalat	100 g	28	0
Getreideprodukte, Reis und Kartoffeln			
Müsli			
(pro Portion)			
Birchermüsli, ungezuckert	50 g	2	0
Cornflakes	30 g	0	6
Feinschmecker-Müsli	75 g	6	5
Früchtemüsli ohne Zucker	50 g	3	0
Haferflocken	30 g	3	1
Reiscrispies	30 g	0	5
Schokomüsli	75 g	8	5
Vollkorn-Haferflocken	30 g	3	0
Vollkorn-Müsli	50 g	5	0
Brot			
(pro Scheibe)			
Brötchen (Weißmehl)	45 g	1	5
Croissant	45 g	12	4
Fladenbrot (Vollkorn)	50 g	2	0
Knäckebrot	10 g	1	1
Laugenbrezel	50 g	1	5
Mehrkornbrot	45 g	1	0
Mischbrot	45 g	1	4
Pumpernickel	40 g	0	3
Roggenbrot	45 g	0	3
Roggenbrot, Vollkorn	45 g	1	0
Rosinenbrötchen	45 g	0	5
Toastbrot, weiß	30 g	1	3
Toastbrot, Vollkorn	30 g	1	0
Vollkornbrot	45 g	1	0
Weißbrot	30 g	1	4
Weizenbrötchen	45 g	1	2
Weizenvollkornbrot	45 g	1	0
Nudeln & Reis			
(pro Portion)			
Basmatireis, roh	50 g	0	8
Basmatireis (Vollkorn), roh	50 g	2	0
Eierteigwaren,gekocht	150 g	1	7
Glasnudeln, roh	50 g	0	4
Gnocchi	125 g	1	9
Hartweizennudeln, al dente	150 g	3	0
Langkornreis, roh	50 g	0	1

Kategorie	Portion		
Risottoreis, gegart	200 g	0	8
Spätzle, gegart	150 g	8	3
Vollkornnudeln, gegart	150 g	3	0
Vollkornreis, roh	50 g	2	0
Wildreis, roh	30 g	1	0
Öle, Fette und Nüsse			
Öle & Fette			
(pro Esslöffel)			
Butter	12 g	11	0
Butter	1 TL	4	0
Butterschmalz	10 g	10	0
Diät-Margarine	10 g	8	0
Diät-Pflanzencreme (becel)	10 ml	7	0
Distelöl	12 g	12	0
Gänseschmalz	10 g	10	0
Halbfett-Butter	12 g	7	0
Halbfett-Butter	1 TL	3	0
Halbfett-Margarine	12 g	6	0
Kokosfett, Palmkernfett	12 g	12	0
Kokosfett, Palmkernfett, 1 Würfel	25 g	25	0
Kräuterbutter	10 g	7	0
Kürbiskernöl	12 g	12	0
Maiskeimöl	12 g	12	0
Margarine	12 g	11	0
Margarine	1 TL	4	0
Olivenöl	12 g	12	0
Rapsöl	12 g	12	0
Schweineschmalz	15 g	15	0
Sonnenblumenöl	12 g	12	0
Traubenkernöl	12 g	12	0
Walnussöl	12 g	12	0
Nüsse und Samen			
(pro Portion, gehäuftem Esslöffel)			
Cashewkerne	25 g	11	0
Erdnüsse, geröstet	25 g	13	0
Haselnüsse	25 g	15	0
Kokosraspel	10 g	6	0
Kürbiskerne	25 g	13	0
Macadamianüsse	25 g	18	0
Mandeln	25 g	14	0
Paranüsse	25 g	17	0
Pinienkerne	25 g	18	0
Pistazienkerne	25 g	13	0

Kategorie	Portion		
Sesamsamen	10 g	5	0
Sonnenblumenkerne	25 g	12	0
Walnüsse	25 g	15	0
Süßes			
Backwaren			
(pro Stück bzw. Portion)			
Amerikaner	100 g	8	7
Apfelkuchen, Mürbeteig	100 g	8	6
Apfelkuchen, Rührteig	100 g	12	7
Apfelstrudel	150 g	7	7
Apfeltasche, Blätterteig	80 g	12	6
Baiser	25 g	0	4
Baumkuchen	70 g	17	6
Bienenstich	75 g	11	5
Biskuitrolle (Sahnefüllung)	60 g	6	3
Blätterteiggebäck	70 g	13	4
Buttercremetorte	120 g	25	8
Butterkuchen	65 g	10	6
Donauwellen	100 g	16	7
Dresdner Christstollen	100 g	20	9
Frankfurter Kranz	55 g	12	3
Gewürzkuchen	60 g	10	6
Hefezopf mit Rosinen	70 g	6	7
Käsekuchen	100 g	10	6
Käsesahnetorte	120 g	14	7
Krapfen, Berliner	60 g	8	5
Marmorkuchen	70 g	12	7
Mohnkuchen	100 g	14	8
Nussecke	50 g	14	5
Obstkuchen, Hefeteig	100 g	4	6
Obsttorte, Biskuitteig	130 g	14	9
Plunderstück mit Marzipanfüllung	90 g	20	7
Quarkstollen	70 g	10	7
Quiche lorraine	200 g	28	3
Rhababerkuchen mit Baiser	100 g	10	4
Rosinenschnecke	65 g	4	6
Rührkuchen	70 g	11	6
Sachertorte	100 g	12	10
Sahnetorte	120 g	25	6
Schwarzwälder Kirschtorte	140 g	20	11
Schweinsohren, Blätterteig	50 g	15	4
Streuselkuchen	70 g	10	8
Waffeln, frisch	100 g	13	7
Zwiebelkuchen	100 g	10	5

Kategorie	Portion		
Süßigkeiten und Knabbereien			
(pro Stück bzw. Portion)			
After Eight, 1 Stück	(8 g)	1	1
Bounty 1, Riegel	(30 g)	8	3
Brausebonbons, 1 Stück	(10 g)	0	2
Butterkeks, 1 Stück	(5 g)	1	1
Choco Crossies	20 g	15	3
Doppelkeks mit Kakaofüllung (Prinzenrolle), 1 Stück,	25 g	5	3
Duplo 1, Riegel	(18 g)	6	2
Erdnussflips	50 g	18	4
Fruchtbonbons, 1 Stück	(5 g)	0	1
Geleefrüchte	50 g	0	8
Gummibärchen	50 g	0	8
Hanuta 1, Stück	(22,5 g)	7	2
Haribo Konfekt	50 g	3	8
Käsegebäck	50 g	19	5
Kartoffelchips	50 g	20	4
Kaugummi	1 Stück	0	0
Kinderschokolade, 1 Riegel	(12 g)	4	1
Lakritze	50 g	0	8
Löffelbiskuit, 1 Stück	(5 g)	0	1
Mars, 1 Stück	(60 g)	11	8
Marshmallow, 1 Stück	(7 g)	0	1
Marzipan	50 g	12	6
Milchschnitte	30 g	8	2
Milch- und Sahnekaramellen, 1 Stück	(7 g)	0	1
Milky-Way	30 g	5	4
Mon chérie, 1 Stück	(10 g)	2	1
Müslikeks (Vollkorn), 1 Stück	(5 g)	1	0
Müsliriegel, 1 Riegel	(25 g)	4	2
Nougat	50 g	12	6
Vollmilchkeks, 1 Stück	(8 g)	3	1
Popcorn, süß	40 g	2	5
Praline	1 Stück	4	1
Puffmais	50 g	2	6
Russisch Brot (ABC-Kekse), 1 Stück	(5 g)	0	1
Salzstangen	50 g	2	6
Schokokuss, 1 Stück	(20 g)	3	3
Schokolade, Alpenmilch, 1 Riegel	(12,5 g)	4	1
Schokolade, Alpenmilch	1 Tafel	32	11
Schokolade, Bitter, 1 Riegel	(12,5 g)	4	0
Schokolade, Bitter	1 Tafel	30	9
Schokolade, Fruchtcremefüllung, 1 Riegel	(12,5 g)	1	2
Schokolade, Fruchtcremefüllung	1 Tafel	9	16
Schokolade, Joghurt, 1 Riegel	(12,5 g)	4	1

Kategorie	Portion		
Schokolade, Joghurt	1 Tafel	34	11
Schokolade, Nuss, 1 Riegel	(12,5 g)	5	1
Schokolade, Nuss	1 Tafel	37	10
Schokolade, Nuss-Nougat, 1 Riegel	(12,5 g)	4	1
Schokolade, Nuss-Nougat	1 Tafel	31	11
Schokolinsen	50 g	11	7
Snickers, 1 Riegel	(60 g)	17	6
Trockenfrüchte	25 g	0	0
Twix, 1 Riegel	(30 g)	7	4
Vollkornmürbekeks, 1 Stück	(5 g)	1	0
Waffelmischung	10 g	2	1
Zuckerwatte	7 g	0	1
Zwieback, Vollkorn	10 g	1	0
Süßspeisen			
(pro Portion)			
Fruchteis	75 g	1	4
Birne Helène	125 g	14	5
Grießbrei	300 g	11	8
Götterspeise mit Vanillesauce	125 g	3	5
Kirschenmichel	150 g	8	7
Kompott	125 g	0	5
Milchreis	150 g	4	6
Mousse au chocolat	150 g	10	5
Obstsalat, ohne Zucker	125 g	0	0
Pudding mit Soße	125 g	6	5
Rote Grütze mit Milch (1/8 l)	125 g	3	8
Salzburger Nockerln	125 g	17	3
Schokopudding	125 g	4	5
Softeis	100 g	7	2
Tiramisu	150 g	17	10
Vanillepudding	125 g	4	5

Lebensmitteltabelle

Kategorie	Portion	💧	■
Getränke			
Alkoholfreie Getränke (pro Glas)			
Ananasaft	200 ml	0	4
Apfelsaft, klar	200 ml	0	4
Apfelsaft, naturtrüb	200 ml	0	4
Bananennektar	200 ml	0	4
Bitter Lemon	200 ml	0	3
Cola	200 ml	0	7
Cola light	200 ml	0	0
Eistee, gezuckert	200 ml	0	3
Fanta	200 ml	0	3
Fanta light	200 ml	0	1
Fruchtsaft (frisch gepresst)	200 ml	0	0
Fruchtsaftgetränk, gezuckert	200 ml	0	5
Fruchtsaftschorle	200 ml	0	2
Gemüsesaft	200 ml	0	1
Ginger Ale	200 ml	0	3
Grapefruitsaft, ungezuckert	200 ml	0	1
Himbeersirup	1 EL	0	3
Himbeersirup	1 TL	0	1
Johannisbeersaft, gezuckert	200 ml	0	5
Limonade	200 ml	0	7
Malzbier	200 ml	2	5
Mineralwasser	200 ml	0	0
Möhrensaft	200 ml	0	2
Multivitaminsaft	200 ml	0	4
Orangensaft	200 ml	0	4
Rote-Bete-Saft	200 ml	0	1
Sauerkirschsaft	200 ml	0	4
Spezi	200 ml	0	4
Tomatensaft	200 ml	0	1
Tonic Water	200 ml	0	3
Traubensaft	200 ml	0	7

Kategorie	Portion	💧	■
Warme Getränke (pro Tasse)			
Café au lait, ohne Zucker	125 ml	2	0
Filterkaffee, schwarz	125 ml	0	0
Früchte-, Kräutertee,	150 ml	0	0
Irish Coffee	200 ml	13	5
Ovomaltine	200 ml	7	4
Pharisäer	125 ml	6	1
Tee mit Zucker und Zitronensaft	125 ml	0	2
Tee mit Milch und Zucker	125 ml	1	2
Trinkschokolade	150 ml	11	4
Alkoholische Getränke (pro Glas)			
Apfelwein	200 ml	8	1
Berliner Weiße mit Schuss	250 ml	7	5
Bier	500 ml	14	3
Bier, alkoholfrei	500 ml	1	5
Bowle	200 ml	14	2
Champagner	100 ml	8	1
Dessertwein	5 cl	5	1
Federweißer	200 ml	0	5
Feuerzangebowle	200 ml	16	9
Glühwein	200 ml	11	4
Likör	2 cl	4	1
Pils	250 ml	8	2
Radler	500 ml	7	5
Rotwein, trocken	200 ml	10	1
Sangria	200 ml	14	3
Sekt, trocken	100 ml	8	1
Sekt-Orange	100 ml	4	2
Schnaps	2 cl	5	0
Starkbier	500 ml	22	4
Weinschorle	200 ml	4	1
Weißbier	500 ml	14	3
Weißwein, lieblich	200 ml	10	2
Weißwein, trocken	200 ml	10	1

Die Nährwerte aller Rezepte wurden mit Hilfe des Ernährungsprogramms PRODI expert berechnet.

Bücher, die weiterhelfen

- **Besser-Siegmund, C.:** Nie wieder Heißhunger. Stuttgart 2004
- **Biesalski, H.K. et al.** (Hrsg.): Ernährungsmedizin. Stuttgart 1999
- **Der kleine Souci-Fachman-Kraut:** Lebensmitteltabelle für die Praxis. Stuttgart 2004
- **Deutsche Gesellschaft für Ernährung:** Ernährungsbericht 2004. Bonn 2004
- **Deutsche Gesellschaft für Ernährung:** Ich nehme ab – Das Dauerprogramm zum Abnehmen und Wohlfühlen. Bonn 2004
- **Ellrott T.; Pudel V.:** Adipositastherapie. Stuttgart 1998
- **Gniech, Gisela:** Essen und Psyche. Berlin 2002
- **Hamm, Michael:** Die Slow Carb Diät. München 2005
- **Jetter, Marion:** Die 3 Typen Diät. München 2005
- **Neubauer, Christine:** Die Vollweib-Diät. München 2004

Adressen, die weiterhelfen

- **www.dge.de:** Alles Wissenswerte rund um die Ernährung. Fundiertes Wissen, qualifizierte Experten.
- **www.marion-jetter.de:** Homepage der Autorin
- **www.dietergrabbe.de:** Dieter Grabbe ist als Fitnesscoach europaweit bekannt.
- **www.cnpp.usda.gov** oder **www.mypyramid.com:** Hier finden Sie die Dietary Guidelines for Americans des USDA (United States Departement of Agriculture) und Infos zur neuen Ernährungspyramide.

Dankeschön

Ganz herzlich bedanken möchte ich mich bei Kathrin Gritschneder und Cornelia Philipp, die mir die Veröffentlichung dieses Buches ermöglicht haben. Bei Sylvia Zimmer möchte ich mich für die Mithilfe bei der Berechnung der Nährwertkonten bedanken. Christine Neubauer, Dieter Grabbe und Prof. Michael Hamm: Vielen Dank für die freundliche Unterstützung und Beantwortung meiner Fragen.
Ein ganz großes Dankeschön geht natürlich auch an meinen lieben Mann Markus, der immer an mich glaubt, mich unterstützt und für mich da ist.

Rezeptregister

Hinweis: Alle Rezepte sind, falls nicht anders angegeben, für 1 Person berechnet.

Sachregister

Impressum

Bibliografische Information Die Deutsche Bibliothek

Die Deutsche Bibliothek verzeichnet diese Publikation in der Deutschen Nationalbibliografie; detaillierte bibliografische Daten sind im Internet über http://dnb.ddb.de abrufbar.

Wichtiger Hinweis

Die im Buch veröffentlichten Ratschläge wurden von Verfasser und Verlag sorgfältig erarbeitet und geprüft. Eine Garantie kann dennoch nicht übernommen werden. Ebenso ist die Haftung des Verfassers bzw. des Verlages und seiner Beauftragten für Personen-, Sach- und Vermögensschäden ausgeschlossen.

Projektleitung: Kathrin Gritschneder
Redaktion: Petra Klose, Hamburg
Korrektorat: Damla Özbay
Umschlag, Layout und Satz: Dorothee Griesbeck, Die Buchmacher, München
Rezeptfotos: Brigitte Sporrer
Food-Styling: Julia Skowronek
Bildredaktion: Sylvie Busche (Ltg.), Margit Schultzke
Bildnachweis: Umschlagfoto: Brigitte Sporrer
Fotos: Marcus Buck S. 41; Dr. Michael Hamm S. 16; Norbert Hellinger S. 47; IFA-Bilderteam/IRP S. 103; ImageSource S. 4, S. 8 o., S. 8 m., S. 13, S. 15, S. 26 o., S. 26 u., S. 37, S. 39, S. 40, S. 43, S. 54, S. 56, S. 58 o., S. 98, S. 100, S. 104 o., S. 145; PhotoAlto S. 2 r., S. 25, S. 31, S. 58 u., S. 63, S. 104 u.; Picture-Press/Richard Stonehouse S. 65; Pixtal S. 10, S. 11, S. 19, S. 59, S. 67, S. 75, S. 95, S. 105, S. 110, S. 151; Brigitte Sporrer S. 2 l, S. 5, S. 7, S. 8 u., S. 26 m., S. 27, S. 58 m., S. 66, S. 71, S. 74, S. 79, S. 82, S. 87, S. 90, S. 104 m., S. 106, S. 112, S. 116, S. 120, S. 124, S. 128, S. 132, S. 136, S. 140; US Department of Agriculture Center for Nutrition Policy & Promotion, Alexandria S. 33.
Herstellung: Dagmar Guhl
Reproduktion: Repro Ludwig, A-Zell am See
Druck und Bindung: Offizin Andersen Nexö Leipzig GmbH, Zwenkau
Printed in Germany

ISBN-13: 978-3-426-64248-1
ISBN-10: 3-426-64248-4
5 4 3 2 1

Bitte besuchen Sie uns im Internet: **www.knaur-ratgeber.de**
Weitere Titel aus den Bereichen Gesundheit, Fitness und Wellness finden Sie im Internet unter **www.wohl-fit.de**.

Impressum